MANUEL

DU

BRANCARDIER

RÉGIMENTAIRE

Rédigé pour l'exécution de la circulaire ministérielle du 25 novembre 1879

PAR

Le Dr L. GRANJUX

MÉDECIN-MAJOR DE 2ᵉ CLASSE AU 119ᵉ DE LIGNE

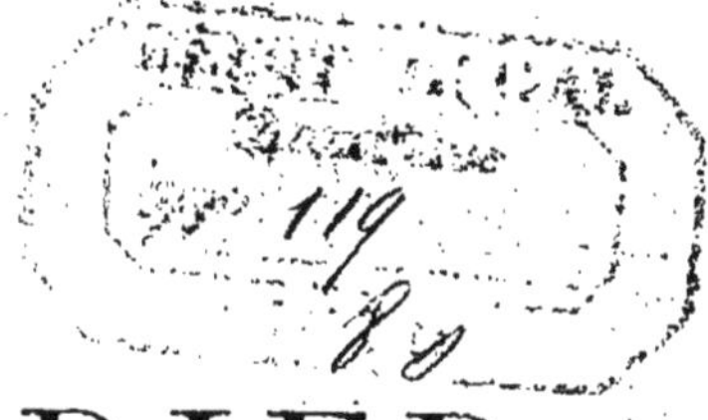

PARIS

BERGER-LEVRAULT ET Cⁱᵉ, LIBRAIRES-ÉDITEURS

5, rue des Beaux-Arts, 5

MÊME MAISON A NANCY

1880

MANUEL

DU

BRANCARDIER RÉGIMENTAIRE

« Les matières composant l'instruction des brancardiers
sont les suivantes :

« Connaissance du brancard, du cacolet, de la litière, de
la voiture d'ambulance ; montage, démontage du brancard ;
marche avec le brancard chargé : en plaine, en pays coupé,
dans un escalier, etc. Chargement du brancard sur une
voiture. Règles, dans les différents cas de blessures, pour
aborder, saisir les blessés, pour les déposer sur le brancard
et pour les enlever. Signes visibles des fractures et de quelques autres blessures, et précautions spéciales à ces cas.
Brancards improvisés. Aménagement d'une voiture quelconque pour le transport des blessés. Notions sur le fonc-
tionnement du service de santé sur le champ de bataille. »

(Circ. minist. du 25 nov. 1879.)

Nancy, imprimerie Berger-Levrault et Cⁱᵉ.

MANUEL

DU

BRANCARDIER

RÉGIMENTAIRE

Rédigé pour l'exécution de la circulaire ministérielle du 25 novembre 1879

PAR

Le Dr L. GRANJUX

MÉDECIN-MAJOR DE 2e CLASSE AU 119e DE LIGNE

PARIS

BERGER-LEVRAULT ET Cie, LIBRAIRES-ÉDITEURS

5, rue des Beaux-Arts, 5

MÊME MAISON A NANCY

1880

MANUEL

DU

BRANCÁRDIER RÉGIMENTAIRE

TITRE I.

CONSIDÉRATIONS GÉNÉRALES.

Rôle des brancardiers sur le champ de bataille.

« Le service de santé régimentaire a pour but de relever les blessés, de les mettre à l'abri, et de leur donner les premiers secours. Il est exécuté par les médecins, les infirmiers et les brancardiers des corps de troupe. Les médecins et les infirmiers desservent le poste de secours ; les brancardiers assurent le service de transport entre les lignes et le poste de secours (¹). »

Le poste de secours est un endroit situé à proximité des lignes, mais autant que possible à l'abri des projectiles, où les blessés reçoivent le premier pansement, et où se font les opérations urgentes.

---

1. Circulaire ministérielle du 25 novembre 1879.

Les postes de secours sont formés par bataillon ou par régiment, suivant les ordres du colonel; ils sont établis derrière le centre du bataillon ou du régiment suivant le cas, à proximité d'une voie de communication allant vers l'ambulance, mais pas sur la route même, pour ne pas gêner les mouvements; ils sont à hauteur des réserves du régiment.

Les brancardiers auront un insigne spécial, probablement un brassard rouge.

Soins généraux à donner aux blessés sur le champ de bataille.

Il y a des soins immédiats à donner aux blessés sur le champ de bataille, et comme tels, ils rentrent dans les attributions des brancardiers.

1° *Désaltérer les blessés.* — Chez les blessés, la soif devient horrible; ces malheureux oublient devant cette torture le reste de leurs souffrances, et ne cessent de demander à boire. Étancher la soif de ces pauvres gens est non-seulement une œuvre de charité, mais un secours réel et urgent. Aussi les brancardiers devront toujours être porteurs de bidons remplis d'eau fraîche.

2° *Donner aux blessés une bonne position en attendant leur transport.* — A la suite de certaines blessures, les hommes perdent connaissance, et tombent n'importe comment; on les trouve quelquefois couchés la face contre le sol, la tête plus basse que les pieds, le visage dans la boue, etc.; il faut immédiatement remédier à cet état de choses, et si diverses circonstances, telles que le manque de brancards, le nombre considérable des blessés, ne permettent pas d'enlever ces malheureux de suite, on doit transformer une attitude douloureuse, insupportable ou dangereuse, en une position non douloureuse, plus rationnelle et plus appropriée à la nature de la blessure.

D'une façon générale, le blessé doit reposer sur le dos, sur une surface relativement plane et douce, la tête plus élevée que les pieds, les membres ayant leur direction normale. Si le nez et la bouche contiennent des corps étrangers tels que la boue, la terre, il faut les retirer. On doit enlever les objets d'équipement, relâcher les cravates, ceintures, etc. Quand le blessé est couché parmi des cadavres, d'autres blessés, des débris d'armes, de voitures, il faut le dégager.

3° *Ranimer les blessés.* — L'excès de la douleur, les pertes de sang, la soif, la faim, les chocs produisent quelquefois des pertes de connaissance chez les blessés, et à un examen superficiel, ils passeraient pour morts. — Si le corps est encore souple et chaud, on doit examiner avec soin la respiration, le pouls, chercher si le cœur bat; il faut interroger la pupille : si, en entr'ouvrant les paupières, on la voit se contracter sous l'influence de la lumière, tout espoir n'est pas perdu. L'intervention dans ces cas est urgente, car le temps est alors une question de vie ou de mort.

Il faut élever la tête du malade, lui jeter de l'eau froide à la figure, ou mieux flageller son visage avec des linges mouillés, faire respirer des odeurs fortes, telles que l'ammoniaque, l'éther, et enfin pratiquer la respiration artificielle.

La respiration artificielle est le calque du mouvement respiratoire normal; elle se fait en deux temps : 1° dilatation ; 2° compression de la poitrine. Pour dilater la poitrine, le malade étant couché sur le dos, on saisit ses bras à pleines mains, et on les élève tout en les ramenant en arrière de la tête

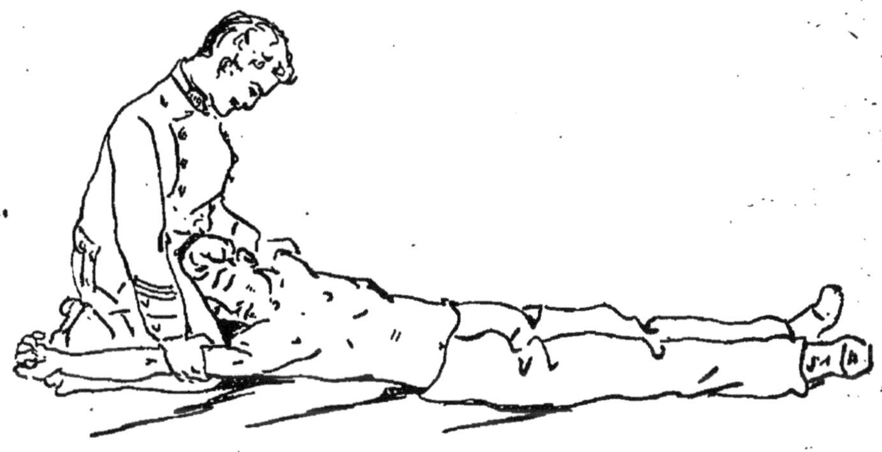

Fig. 1 a.

(*fig.* 1 a). Pour comprimer la poitrine, on abaisse les bras, on fléchit l'avant-bras sur le bras, on applique les bras contre la poitrine, sur laquelle on exerce une pression, en appuyant sur les coudes placés comme il vient d'être dit (*fig.* 1 b). — Ces manœuvres alterneront, et auront une durée assez courte, deux secondes environ.

On peut également obtenir le retrécissement de la poitrine par des compressions faites avec les mains posées à plat sur les fausses côtes, c'est-à-dire sur celles qui sont le plus près du ventre. Quand la pression des mains cesse, la poitrine reprend son volume habituel, et il se produit une dilatation rela·tive, mais moins considérable que celle que l'on obtient par le premier procédé.

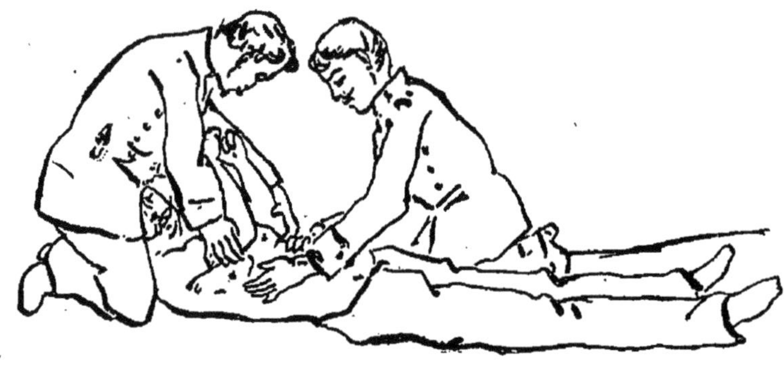

Fig. 1 b.

Il est du reste facile de combiner les deux procédés : dans ce cas un opérateur comprime la base de la poitrine, alors qu'un autre abaisse les bras.

TITRE II.

DU BRANCARD.

1° *Description du brancard.* — Il se compose de (*fig*. 2) :

  a) Les hampes;
  b) La toile ;
  c) Les traverses;
  d) Les pieds;
  e) Les bretelles.

a) Les hampes (*fig*. 2 *a*). Ce sont des perches en bois équarries, dont les bouts sont arrondis, de façon à bien tenir dans la main. Elles ont $2^m,50$ de longueur.

b) La toile est clouée aux hampes, sauf dans sa partie supérieure, où on la tend en l'accrochant au moyen de deux œillères à deux boutons métalliques (*b*) situés à la partie supérieure des pieds antérieurs. La largeur de la toile est de 58 centimètres; sa longueur dans sa partie fixe est de $1^m,20$, et dans la partie mobile de 38 centimètres. Le sommet des pieds antérieurs s'élevant de 11 centimètres au-dessus des hampes, la partie mobile de la toile, lorsqu'elle est tendue, fait avec la partie fixe un angle d'environ 15 degrés; elle joue, grâce à cet artifice, le rôle d'un oreiller, et c'est toujours sur elle que l'on appuiera la tête du blessé.

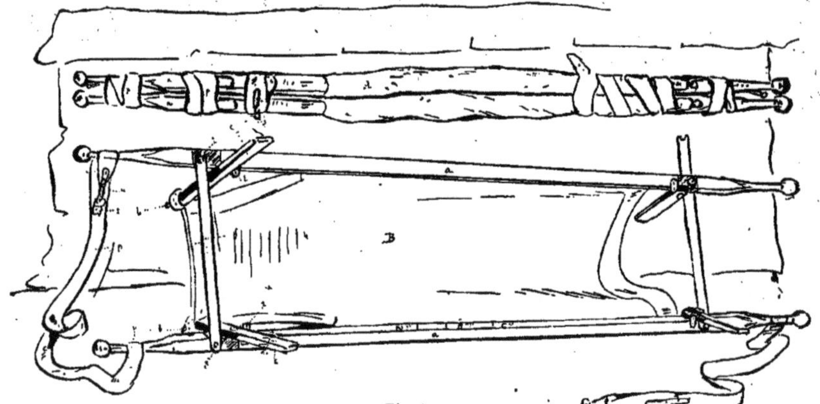

Fig. 2.

A) Brancard roulé.
B) Brancard dont un côté seul est monté. — Il est vu par sa face inférieure.

a) Hampe.	*f*) Traverse.	*t*) Taquet.
b) Bouton métallique situé à la partie supérieure du pied antérieur.	*g*) Bouton qui fixe la traverse à la hampe gauche.	*p*) Bretelle.
		s) Boucle métallique.
c) Pieds antérieurs.	*h*) Encoche de la traverse.	*m*) Languette de cuir.
d) Pieds postérieurs.	*i*) Bouton où s'engage l'encoche.	*o*) Coulisse.

c) L'écartement des hampes est maintenu par deux traverses métalliques (*f*) fixées à la partie inférieure de la hampe gauche (*g*), mobiles sur cette face et s'engageant, par une encoche terminale (*h*), dans un bouton métallique fixé symétriquement sur la face inférieure de la hampe droite (*i*).

d) Les pieds sont plantés au côté interne des hampes et peuvent tourner autour de cette face, mais sont arrêtés en avant par un petit taquet (*t*); ces taquets sont situés en dedans des traverses, mais n'en sont séparés que par l'épaisseur des pieds, aussi quand les traverses sont fixées, elles arrêtent en arrière les pieds, qui, déjà maintenus en avant par les taquets, deviennent ainsi immobiles. Les pieds antérieurs (*c*) n'ont pas la même longueur que les postérieurs (*d*); ils ont 27 centimètres et les autres 13. Quand les pieds sont immobilisés, la longueur de la partie des pieds postérieurs, qui s'étend de la hampe au sol, est de 10 centimètres, et celle de la partie correspondante des pieds antérieurs est de 13 centimètres; il en résulte, quand le brancard est monté et placé à terre, une pente allant de la tête vers les pieds.

e) Une coulisse permanente (*o*) se trouve à une extrémité des bretelles (*p*); on l'engage dans une des hampes, ordinairement celle de gauche. L'autre extrémité porte une boucle (*s*) et une languette de cuir percée de trous (*m*); en engageant la languette dans la boucle, on forme une coulisse, dans laquelle on fait passer l'autre hampe du brancard. Grâce à cette disposition, on peut régler la longueur des bretelles sur la taille des porteurs.

2° *Montage du brancard.* — Il se fait en quatre temps :

a) Défaire les courroies ;

b) Dérouler la toile ;

c) Accrocher la partie libre de la toile et relever les pieds ;

d) Fixer les traverses.

Ce dernier temps est le seul un peu difficile, surtout quand le brancard n'a pas encore servi, et que la toile n'a pas encore prêté. Il faut avoir bien soin de maintenir les faces des hampes bien parallèles, sans cela la fourche de la traverse vient buter contre la face inférieure de la plaque du bouton, au lieu de s'engager dans son col.

Il faut plus d'adresse que de force pour monter un brancard ; avec de la brutalité on n'arriverait qu'à détériorer ou casser l'appareil.

3° *Démontage du brancard.* — Il se fait également en quatre temps :

a) Dégager les traverses ;

b) Rabattre les pieds et décrocher la partie supérieure de la toile ;

c) Appliquer les traverses et les pieds contre les hampes et rouler la toile ;

d) Attacher le tout avec les bretelles.

Pour dégager les traverses, il faut écarter les hampes jusqu'à ce que l'encoche de la traverse quitte le col du bouton (¹). Quand on roule la toile, il faut

---

1. Quand le brancard est neuf, que la toile n'a pas encore prêté, ce temps peut exiger le déploiement d'une certaine force. S'il n'y avait qu'un brancardier à chaque extrémité, il s'engagerait entre les deux bouts des hampes, appuierait le dos contre la face interne d'un des montants, et repousserait l'autre, qu'il aurait saisi à pleines mains.

le faire de telle sorte que la partie qui est en contact avec les blessés, ne soit pas dehors; il faut également replier en dedans la partie mobile de la toile. Pour exécuter facilement ce temps, les brancardiers se placent le long des côtés du brancard, de façon qu'un même opérateur saisisse les deux traverses et les maintienne appliquées contre la face inférieure de la hampe gauche; sans cela, les traverses flottent, rendent l'enroulement difficile et le paquet volumineux.

Pour le montage et le démontage du brancard, il faut autant que possible quatre hommes.

4° *Règles pour l'emploi du brancard.* — Les hommes qui manœuvrent un brancard, prennent le nom de servants, et sont appelés, suivant leurs positions et leurs rôles, servants de tête, servants de pieds, servants de droite, servants de gauche.

Toutes les manœuvres doivent être faites à commandement; aussi doit-il y avoir toujours un chef brancardier, gradé ou non. Si le chef brancardier doit manœuvrer lui-même le brancard, il se place toujours à la tête, de façon à surveiller le blessé.

Pour enlever le brancard, deux servants s'engagent entre les hampes; le servant de pieds tourne le dos au brancard, tandis que le servant de tête fait face au brancard. — Au commandement *Attention,* les servants se baissent, assujettissent leurs bretelles et saisissent à pleine main les hampes. Au commandement *Debout,* ils se relèvent. Au commandement *En avant, marche,* ils se mettent en marche en partant du pied gauche. Au commandement de *Halte,* ils s'arrêtent.

Le brancard sera déposé au commandement de :
A terre.

Il faut marcher d'un pas égal, régulier et modérément cadencé, pour ne pas communiquer au blessé des secousses trop fatigantes.

Quand on gravit un plan incliné, le servant de tête passe le premier; dans une descente l'inverse a lieu.

Les porteurs doivent être, autant que possible, de même taille; s'ils sont de taille inégale, on fait du plus grand le servant de tête.

TITRE III.

RELÈVEMENT DES BLESSÉS.

Le relèvement des blessés exige plus d'adresse que de force. Il faut épargner au malade tout *dommage* et *douleur* en évitant de tirer sur la partie lésée, de la serrer, de la laisser pendre sans soutien, de saisir rudement ou maladroitement le blessé.

Les brancardiers doivent opérer avec ensemble, saisir le blessé solidement, tout en se mettant à l'aise, afin de pouvoir garder leur attitude pendant un certain temps et de ne pas se voir exposés à lâcher prise brusquement. Ils doivent se placer de façon à rendre facile non-seulement l'enlèvement du blessé, mais aussi son dépôt sur le brancard. Du premier coup, le blessé doit avoir sur le brancard la position qu'il conservera pendant le transport, et cette position varie avec le genre de blessure.

Il faut donc étudier : 1° la position à donner au blessé en raison de sa blessure ; 2° la façon de saisir le blessé pour le poser sur le brancard.

Position à donner au blessé suivant sa blessure.

Il faut donner au blessé une position *stable* et *non douloureuse*; dans ces conditions seules un transport à distance est possible ; sans cela, il faudrait à chaque instant s'arrêter pour redonner au blessé sa position perdue ou pour en chercher une moins douloureuse.

Quand la position n'est pas naturelle et par conséquent stable par elle-même, on obtient la stabilité en calant le blessé avec les objets que l'on a sous la main.

Pour rendre la douleur supportable, on met les parties lésées dans leur *direction normale* et dans le *plus grand état de relâchement possible*.

Nous allons appliquer ces principes à chaque cas particulier :

1° *Blessures du sommet de la tête ou de la face* (*fig.* 3). — Le blessé est couché sur le dos ; la tête repose sur un corps mollet, un coussin improvisé, par exemple, avec des vêtements, ou de l'herbe enveloppée dans une étoffe quelconque ; on immobilise le blessé dans cette position.

On peut du reste obtenir, au moyen de la capote, le coussin et l'appareil d'immobilisation ; à cet effet, la capote est roulée à ses deux extrémités ; le derrière de la tête est engagé entre les deux rouleaux, et le tour est maintenu en place au moyen de la cravate.

2° *Blessures du cou.* — Lorsqu'un homme est couché sur le dos sur un plan horizontal, la tête se renverse en arrière, et par cela même tend la peau du cou ; si l'homme placé dans ces conditions a une blessure au cou, il en résultera une tension des lèvres de la plaie. Pour éviter cet accident, il faut fléchir la tête sur la poitrine, ce que l'on obtiendra

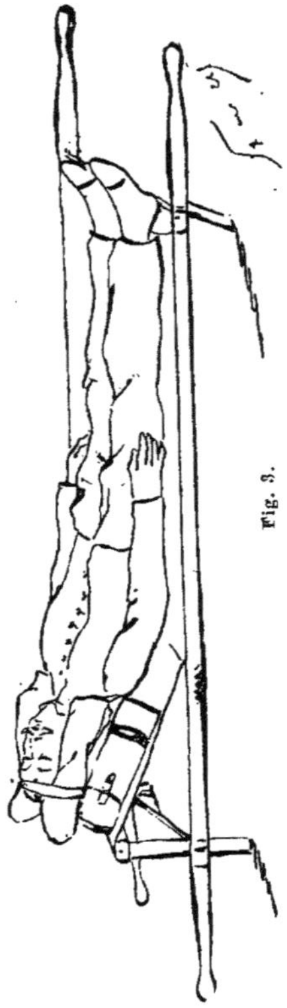

Fig. 3.

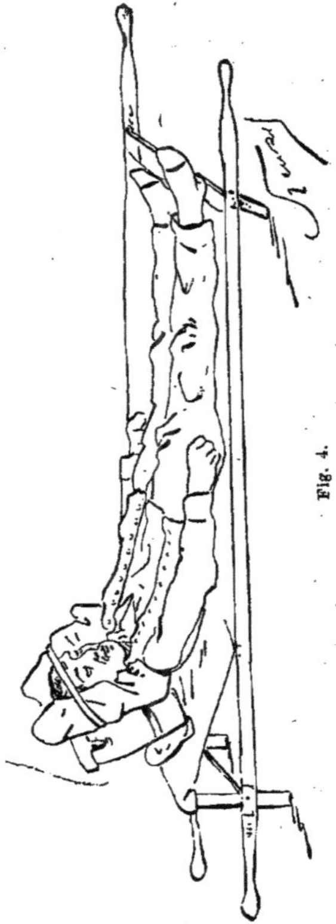

Fig. 4.

en interposant des corps solides, le sac en particulier, entre la nuque et le brancard.

La couverture pliée comme il vient d'être dit, servira de coussin et d'appareil d'immobilisation.

S'il s'agissait non plus de blessures transversales du cou, mais de plaies latérales, il faudrait non-seulement fléchir la tête, mais l'incliner du côté atteint pour obtenir le relâchement des parties blessées (*fig.* 4).

3° *Blessures de la poitrine.* — Le blessé est encore couché sur le dos ; à l'effet de faciliter la respiration, on soulève le tronc par l'interposition de coussins improvisés.

On incline le corps du côté blessé pour fermer la plaie, et on le cale dans cette position.

4° *Blessures du ventre.* — Le malade repose encore sur le dos, et le relâchement des parois sera obtenu par la flexion des jambes, que l'on maintient dans cette position en glissant sous le creux du jarret les corps solides dont on peut disposer, sac, cartouchière, bidon (*fig.* 5). On contribue aussi à produire le relâchement des parois abdominales en soulevant légèrement la partie supérieure du tronc.

Cette position convient également aux blessures latérales du ventre, mais on peut aussi dans ce cas faire reposer le blessé sur le côté lésé ; les jambes reposant dans toute leur longueur sur le brancard, leur flexion se fera tout naturellement.

Il ne faudrait pas faire coucher le blessé sur le côté sain, car la lèvre inférieure de la plaie serait tiraillée par le poids de la paroi abdominale s'étendant de la blessure au brancard.

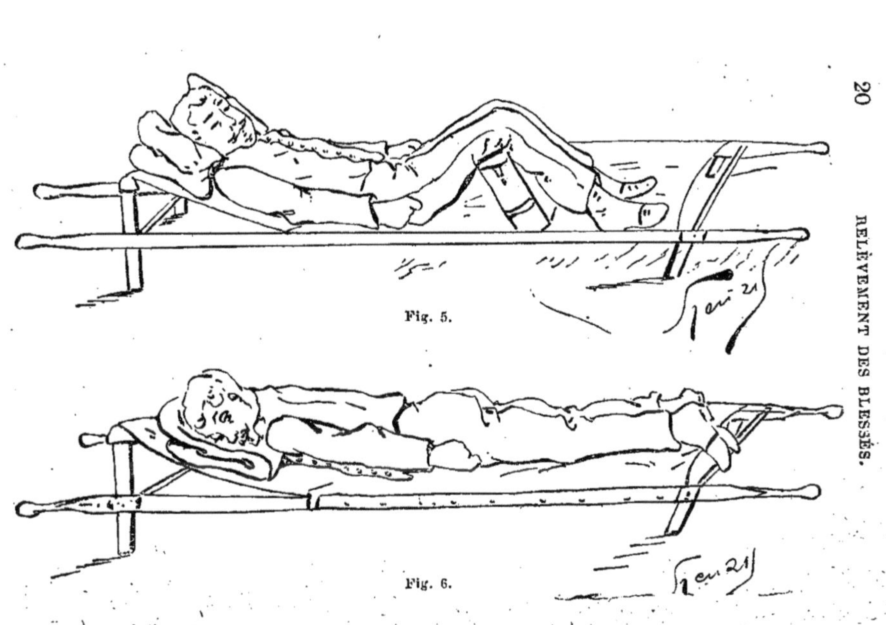

Fig. 5.

Fig. 6.

5° *Blessures de la partie postérieure de la tête.* — On couche le blessé sur le côté. Si la blessure est latérale, le côté qui repose sur le brancard est le côté sain. On obtient le relâchement des parties en renversant suffisamment la tête en arrière, et l'on cale le blessé.

6° *Blessures de la nuque, du dos, des reins et des fesses.* — On couche le malade sur le côté sain. Mais dans le cas de blessures atteignant les deux côtés, sétons, on est obligé de coucher le malade sur le ventre. Pour rendre cette position tolérable, on soulève la partie supérieure de la poitrine au moyen de coussins improvisés, et on tourne la tête de côté, de telle façon que le nez et la bouche soient dégagés de toute pression (*fig.* 6).

Quand sa blessure le lui permet, le blessé peut rendre cette position moins fatigante, en prenant un point d'appui sur ses bras croisés en avant et reposant sur le brancard.

7° *Blessures du membre supérieur.* (On appelle ainsi le bras, l'avant-bras et la main.) — Deux positions : *a)* le blessé est couché sur le dos, et le membre blessé repose le long du corps sur le manteau plié ou tout autre corps mollet ; *b)* le blessé est couché sur le côté sain, le membre blessé reposant sur le corps. Dans ce cas, il faut caler avec soin le blessé.

8° *Blessures du membre inférieur* (c'est-à-dire cuisse, jambe, pied). — Le malade est couché sur le dos, le membre blessé est étendu et fixé dans cette position au moyen de la couverture ou de la capote roulée comme pour les plaies de tête. L'autre membre peut être étendu ou fléchi au gré du blessé.

Préhension du blessé.

Il y a deux façons d'opérer : dans la première, on soulève le blessé, on passe le brancard dessous, et on descend le blessé sur le brancard. Les brancardiers ne bougent donc pas de place. Dans le deuxième procédé, les brancardiers portent le blessé jusqu'au brancard.

La première méthode donnant le minimum de secousses pour le blessé et de fatigue pour les brancardiers, devra toujours être appliquée lorsqu'on pourra amener le brancard jusqu'au blessé ; mais certains terrains, tels que les taillis, les fourrés, les vignes, peuvent rendre impossible la manœuvre du brancard, et dans ce cas on est obligé de porter à bras le blessé jusqu'à l'endroit où l'on a laissé le brancard.

Le chef brancardier doit toujours placer lui-même ses hommes et leur rappeler ce qu'ils ont à faire.

1° *Soulever le blessé et glisser le brancard dessous.* — La façon de placer les hommes varie suivant le nombre des servants, mais la manœuvre et les commandements sont toujours les mêmes. C'est toujours le chef brancardier qui glisse le brancard ; il s'assure que le brancard est bien à la place voulue, et ce n'est qu'à ce moment qu'il fait les commandements nécessaires pour faire placer le blessé sur le brancard.

a) 5 brancardiers ([1]). — Le chef brancardier place un homme à la tête du blessé, un de chaque côté, à

---

[1]. Dans le chiffre des brancardiers est compris le chef brancardier.

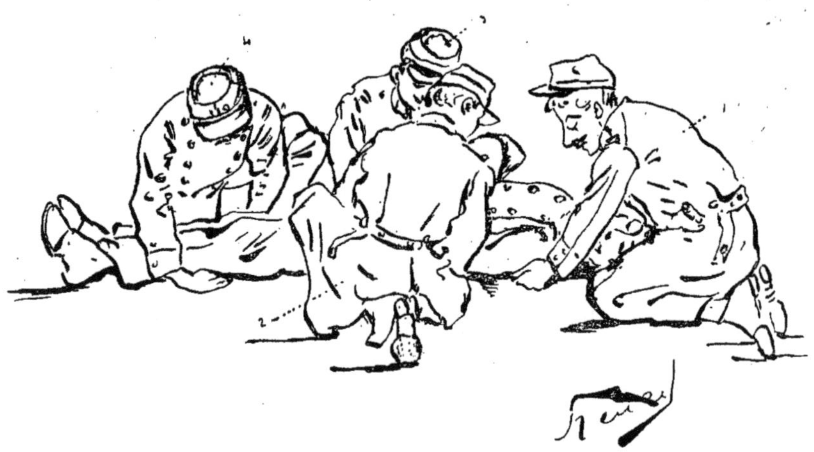

Fig. 7.

hauteur du bassin, et le quatrième à hauteur des genoux.

Au commandement *Attention,* tous se baissent ou mettent le genou en terre et saisissent le blessé. Le servant de tête passe ses mains sous les épaules du blessé; les brancardiers qui se font vis-à-vis, passent leurs mains sous le corps du malade, et les entrelacent de façon à soutenir son bassin et à envelopper ses reins; le n° 4 passe une main sous les cuisses et l'autre sous les mollets (*fig.* 7).

Quand chacun est prêt, le chef brancardier commande *Debout ;* à ce moment les porteurs se redressent en soulevant le blessé.

Le chef brancardier glisse alors le brancard sous le blessé et commande *À terre ;* à ce commandement les brancardiers descendent doucement le blessé sur le brancard et se dégagent.

Si le malade était gravement blessé aux membres inférieurs, et que de ses bras il pût enlacer le cou des brancardiers qui sont à ses côtés, le brancardier n° 1, au lieu de se placer à la tête, se mettrait vis-à-vis le n° 4 et saisirait les jambes, et l'autre les cuisses. Avant de quitter sa place derrière la tête, le brancardier n° 1 aiderait le blessé à saisir le cou des brancardiers n° 2 et n° 3.

b) 4 brancardiers. — Le chef brancardier place un homme de chaque côté du blessé à hauteur du bassin, le troisième, suivant le siége de la blessure, est mis derrière la tête ou à hauteur des genoux (*fig.* 8).

c) 3 brancardiers. — Le chef brancardier place un homme derrière la tête du blessé, et le second à

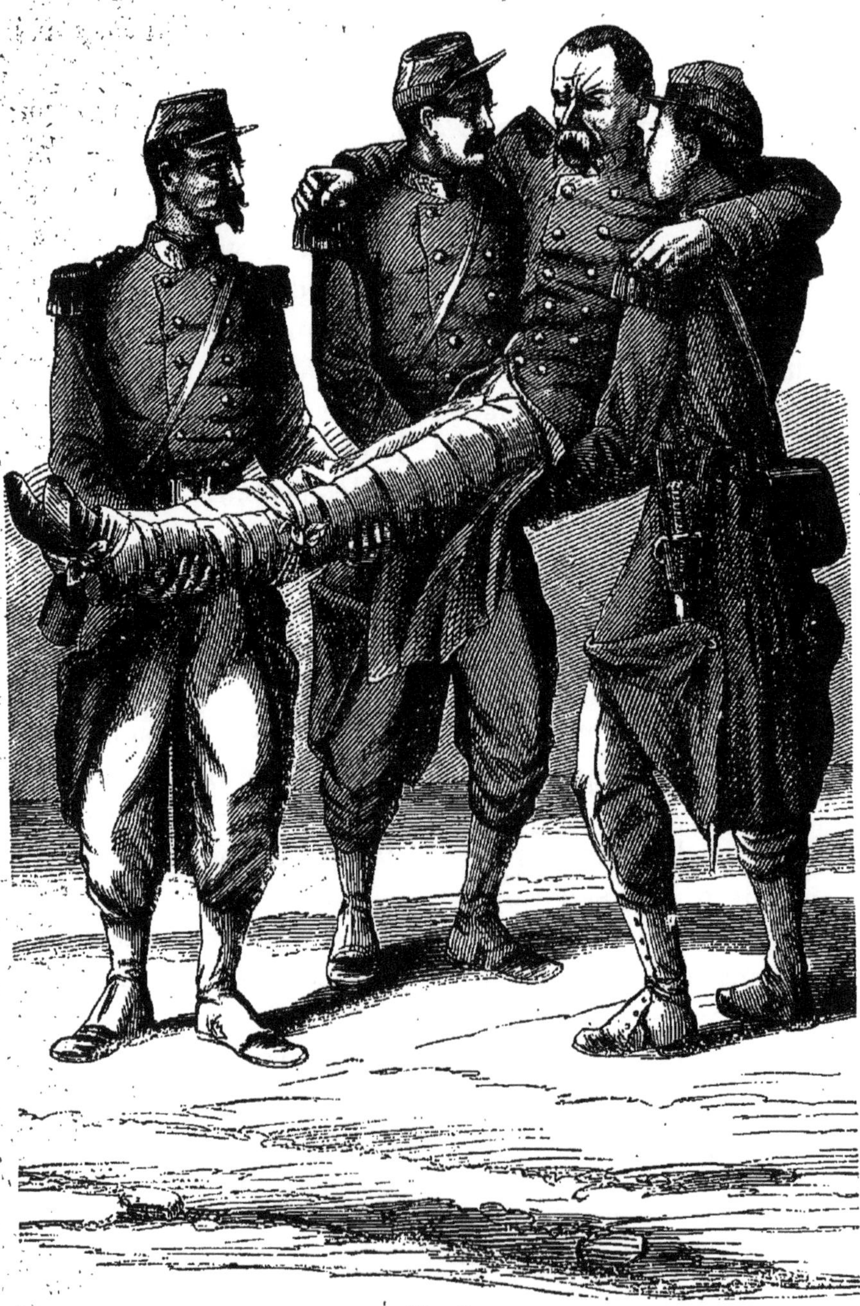

Fig. 8.

hauteur du bassin. Le premier saisira le blessé sous les bras, et le second passera une main sous le siége, et l'autre sous les cuisses.

Si le blessé pouvait de ses bras embrasser le cou des brancardiers, il serait préférable de placer les deux hommes de chaque côté du blessé, à hauteur du bassin.

d) 2 brancardiers. — Si le blessé peut se servir de ses bras et embrasser le cou du brancardier, celui-ci le prend dans ses bras et l'enlève; s'il ne peut aider le porteur, le chargement devient très-pénible pour le brancardier, douloureux et dangereux pour le blessé. Aussi, s'il n'y avait que deux servants par brancard, il faudrait que les servants de deux brancards se réunissent pour s'aider à charger.

2° *Porter le malade au brancard.* — Il faut qu'en relevant le blessé, les brancardiers aient une position qui leur permette de marcher et qu'ils puissent garder un certain temps. La manière de placer les brancardiers variera suivant leur nombre, et la manœuvre deviendra de plus en plus difficile au fur et à mesure que les opérateurs seront moins nombreux.

Le chef brancardier pourra pendant le trajet aider au transport du blessé ; mais quand on arrivera près du brancard, il abandonnera le blessé pour prendre le brancard et le mettre au-dessous du patient ; il évitera de cette façon aux porteurs d'enjamber le brancard, opération qui pourrait déterminer une chute.

Tant que le nombre des brancardiers est supérieur à deux, le chef brancardier doit placer son équipe comme nous l'avons vu lors du relèvement du blessé ;

il emploiera les commandements prescrits pour faire

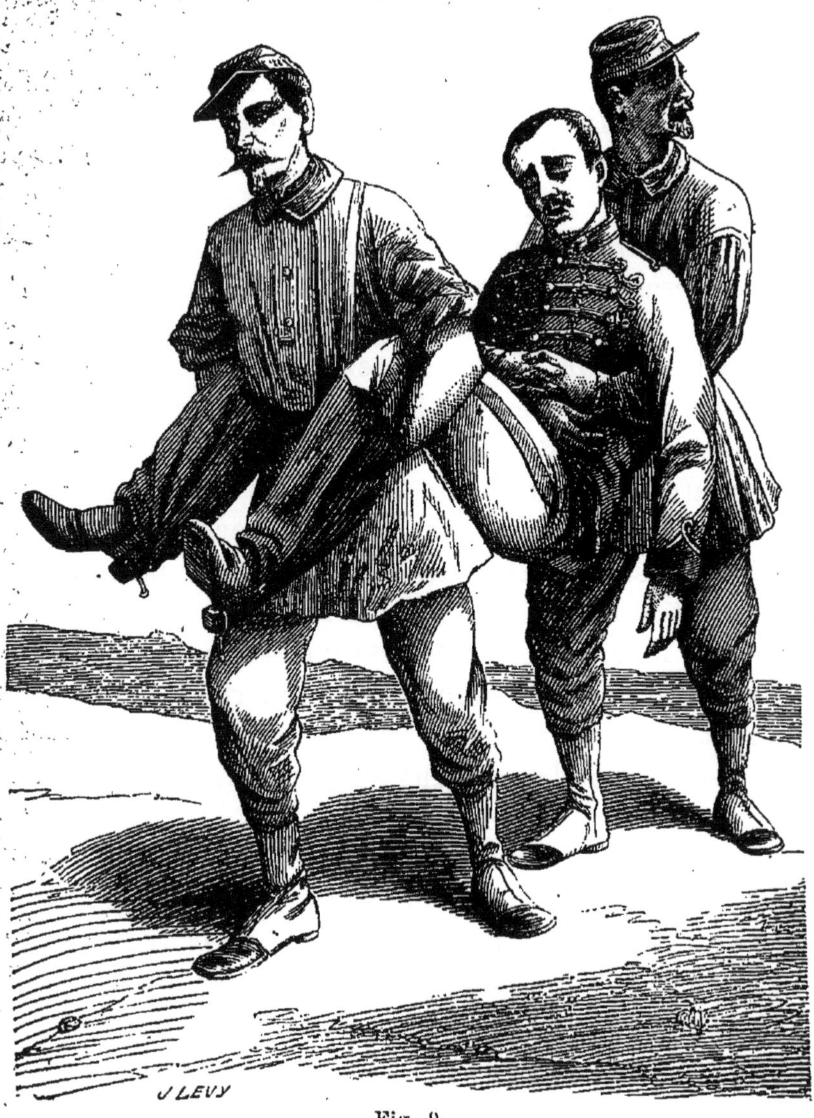

Fig. 9.

soulever le malade, et mettra son personnel en marche par le commandement *En avant, marche.* Il l'arrêtera par le commandement de *Halte*, et le malade sera posé sur le brancard suivant les règles établies précédemment.

Lorsqu'il n'y a que deux brancardiers, le chef brancardier se place près de la tête du blessé, et le brancardier entre les jambes du malade, le dos tourné vers le chef brancardier. Au commandement de : *Attention*, le chef brancardier embrasse de derrière le haut du tronc du patient, de manière que la tête de ce dernier vienne reposer contre la poitrine du porteur ; le brancardier passe ses deux bras sous les jarrets fléchis du blessé. Ils se redressent au commandement *Debout*, et partent ensemble du même pied au commandement de *En avant, marche* (*fig.* 9).

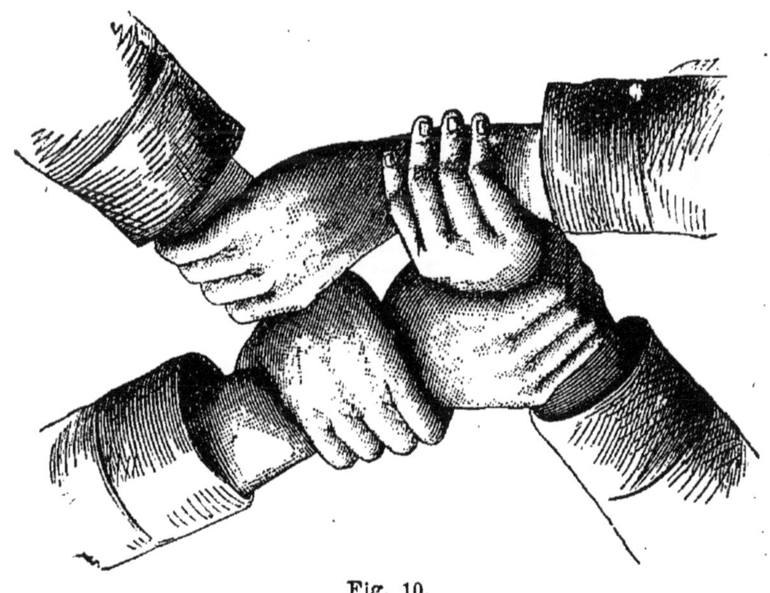

Fig. 10.

On peut aussi transporter un blessé dans la position assise sur deux mains. Les deux brancardiers,

placés aux côtés du blessé, l'aident à se relever; « il
prend alors la position assise, passe ses bras autour

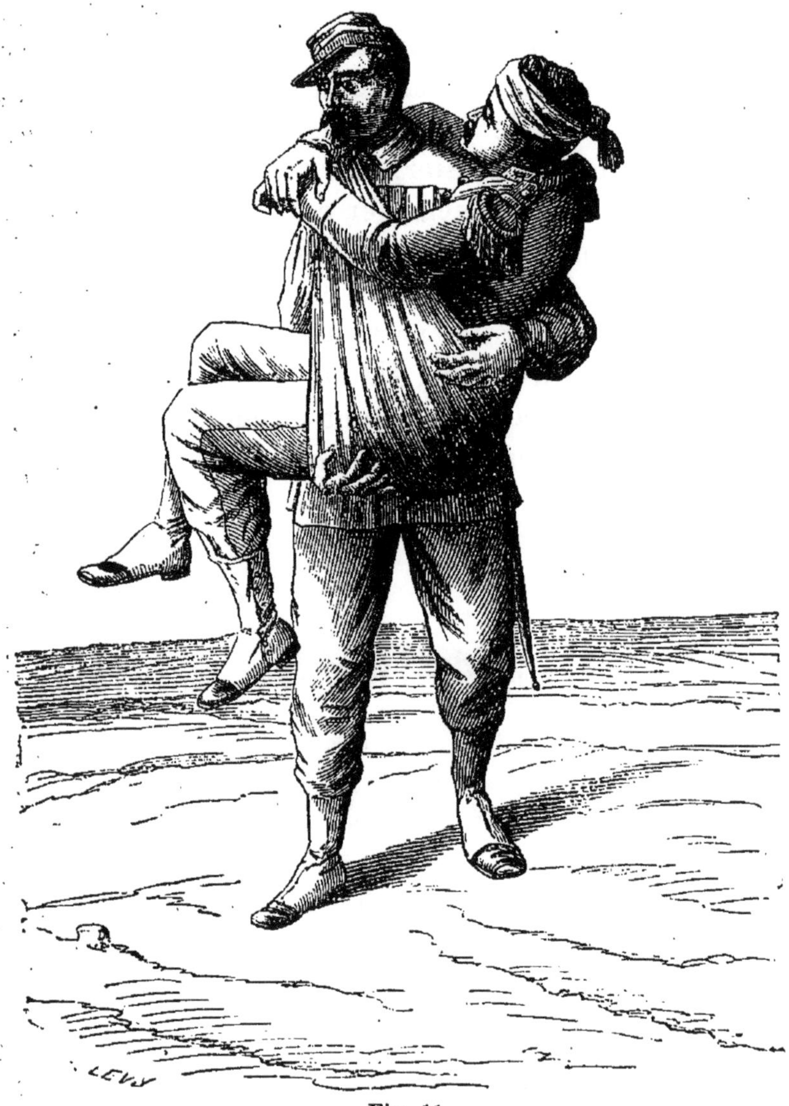

Fig. 11.

des épaules des porteurs, tandis que ces derniers,
chacun avec le bras le plus voisin de la tête du

blessé, fournissent un appui au dos du blessé, assis sur les deux autres bras. » (Heyfelder.)

Ce mode de transport exige de la part du blessé un certain degré de force ; le suivant en demande encore davantage.

Transport à quatre mains. — Les deux porteurs mettent chacun un genou en terre derrière le blessé, et au moyen de leurs quatre mains enlacées, constituent une sellette. « A cet effet, le premier porteur de sa main gauche empoigne son poignet droit, et de sa main droite le poignet gauche du deuxième porteur. » Celui-ci saisit de sa main gauche le poignet de sa droite, et de sa droite forme la chaîne en saisissant le poignet gauche du premier porteur (*fig.* 10).

Un homme seul peut aussi à la rigueur porter un blessé sur son dos, à condition que ce dernier lui aide en l'embrassant par le cou.

Un homme peut en porter un autre dans ses bras, mais dans ce cas, il s'aidera beaucoup en soutenant le corps du blessé au moyen d'une écharpe, qu'il fixe à son propre cou (*fig.* 11). On peut faire cette écharpe en prenant une couverture de campement.

TITRE IV.

ACCIDENTS DES BLESSURES QUI NÉCESSITENT L'INTERVENTION DES BRANCARDIERS.

Ils sont de deux sortes : hémorrhagies; fractures.

Hémorrhagies.

1° *Nécessité pour les brancardiers de savoir arrêter les hémorrhagies.* — L'écoulement du sang au dehors s'appelle hémorrhagie. Celles qui sont consécutives aux blessures sont fréquentes ; des recherches récentes, entreprises sur les blessures qui occasionnent la mort sur les champs de bataille, démontrent que près du cinquième des morts doit être attribué aux hémorrhagies. Quand la perte de sang n'amène pas une mort plus ou moins rapide, il faut encore se rappeler qu'elle place le blessé dans des conditions très-défavorables, parce qu'elle l'affaiblit et diminue le nombre de chances qu'il a de pouvoir supporter les accidents consécutifs à sa blessure ou aux opérations que celle-ci pourra nécessiter.

Il est donc de la plus haute importance pour les brancardiers de connaître les moyens d'arrêter une hémorrhagie.

2° *Nature de l'hémorrhagie.* — Le sang circule, dans le corps humain, dans des conduits qu'on appelle vaisseaux. Ces vaisseaux sont de deux espèces: les uns amènent le sang du cœur aux extrémités du corps, ce sont les artères ; les autres ramènent des extrémités du corps le sang au cœur, ce sont les veines.

Quand ces vaisseaux seront ouverts, le sang se répandra au dehors : il se produira une fuite de sang comparable aux fuites d'eau qui ont lieu quand les conduits sont rompus.

Mais de même que le rôle des artères est différent de celui des veines, de même leur structure ne se ressemble pas. Les artères, une fois coupées, restent béantes comme les conduits métalliques, tandis que les veines, dans les mêmes conditions, s'affaissent, et la pression des tissus voisins les maintient affaissées. Comme conséquence, l'écoulement de sang consécutif à une plaie artérielle n'a aucune tendance à s'arrêter spontanément, tandis que l'hémorrhagie veineuse cède facilement.

Il y a donc une grande importance, quand on se trouve en présence d'une hémorrhagie, à savoir si elle est veineuse ou artérielle.

L'aspect du sang suffit souvent pour trancher la question. Le sang des veines est noir et s'écoule en bavant par un jet continu et non saccadé ; le sang des artères est rouge vif et est projeté au dehors par des saccades régulières, intermittentes, et correspondant au pouls.

Si les deux sangs étaient mélangés, ou si les anfractuosités de la plaie enlevaient au jet du sang ses caractères, on pourrait reconnaître la nature de l'hémorrhagie en comprimant le membre blessé, au-dessus ou au-dessous de la blessure, au moyen d'un lien quelconque. Supposons le lien placé entre la blessure et le cœur ; la compression aura pour effet dans ce cas d'empêcher le sang de venir du cœur à la blessure, mais elle sera sans action sur le sang qui vient des extrémités ; par conséquent, si l'hémorrhagie est artérielle, elle s'arrêtera, si elle est veineuse, elle continuera. Si la ligature du membre avait lieu au-dessous de la plaie, l'inverse se produirait, l'hémorrhagie veineuse s'arrêterait, et l'hémorrhagie artérielle continuerait.

3° *Moyens de combattre les hémorrhagies.* — Nous allons décrire les différents moyens que peuvent employer les brancardiers pour combattre les hémorrhagies ; puis nous verrons ceux qui conviennent le mieux à chaque cas particulier.

A) *Moyens s'attaquant à la blessure même et cherchant en quelque sorte à boucher la solution de continuité.*

Le *froid* fait resserrer les vaisseaux et diminue par conséquent la quantité de sang dans les parties exposées à son action ; de plus, il coagule facilement le sang sorti de ses vaisseaux : les caillots, ainsi formés, peuvent obstruer l'ouverture du vaisseau. Cette double action explique comment l'exposition d'une plaie saignante à l'air froid, l'application de neige, de glace, d'eau froide, l'immersion du membre blessé dans l'eau froide d'une rivière, d'un étang, peuvent arrêter maintes hémorrhagies et sauver bien des existences même sur le terrain.

Pansement de la plaie. — Le pansement d'une plaie sur le champ de bataille est très-simple; on la lave, puis on la recouvre d'un linge protecteur, sur lequel on met de la charpie, si faire se peut. On rapproche les lèvres de la plaie au moyen d'une bande, d'une cravate, d'un mouchoir, etc. Ce rapprochement des bords de la plaie tend à fermer l'ouverture du vaisseau, et suffit quelquefois pour arrêter l'hémorrhagie.

Quand on a de l'*amadou* (qui est d'un usage si fréquent chez les fumeurs en campagne), on l'applique sur la plaie même; il aide à la formation du caillot, c'est-à-dire à l'arrêt de l'hémorrhagie.

Tamponnement. — Il consiste à bourrer la plaie jusque sur l'orifice jaillissant du vaisseau; de plus, comme le sang tend à chasser le tampon, il est nécessaire de le fixer. La meilleure pratique est de porter au fond de la plaie un lambeau de toile graissée, placé sur l'index à la manière d'un doigt de gant, et que l'on bourre ensuite de charpie, d'ouate, de mousse, etc. Le tout est maintenu en place par un tour de bande, un mouchoir, une cravate, etc.

Compression digitale directe. — Le blessé lui-même, ou toute autre personne, peut directement porter le doigt sur la plaie, ou l'appuyer dans la plaie sur le vaisseau ouvert.

B) *Moyens empêchant le sang d'arriver dans le vaisseau ouvert.*

Flexion exagérée. — Les hémorrhagies de la main et de l'avant-bras peuvent être arrêtées en fléchissant

autant que possible l'avant-bras sur le bras (*fig.* 12).
Le mécanisme est facile à comprendre; les parties
molles, en s'aplatis-
sant, compriment les
vaisseaux et les ren-
dent imperméables
au sang.

On peut de même
arrêter les hémor-
rhagies de la jambe
et du pied en fléchis-
sant aussi fortement
que possible la jambe
sur la cuisse.

Cette flexion exa-
gérée étant difficile

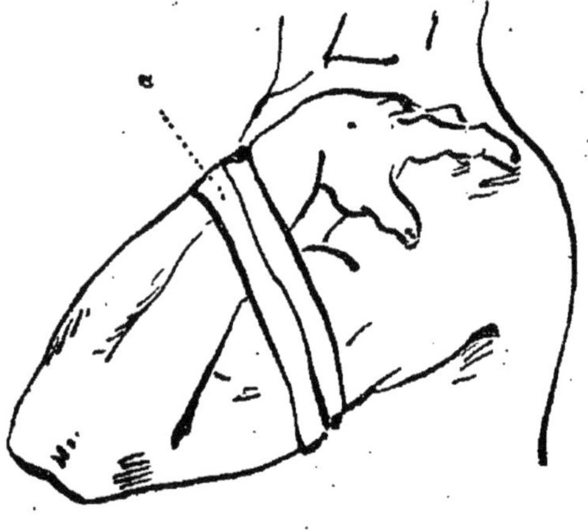

Fig. 12.

à conserver, le brancardier fixera au moyen de liens
quelconques les membres dans cette position.

Compression indirecte. — Elle se propose d'empêcher le sang d'arriver dans l'artère blessée, en éta-
blissant sur le vaisseau une sorte de barrage en
amont de la blessure. Ce barrage est obtenu en comprimant l'artère à un endroit où elle repose sur un
os; cette dernière condition est indispensable, car
s'il n'y avait pas de plan résistant pour l'arrêter,
le vaisseau fuirait sous le doigt. Il faut donc connaître les endroits où l'on peut comprimer les artères.

Nous ne nous occuperons que des artères de la
face et des membres, les autres étant trop difficiles à

trouver pour des personnes étrangères à la méde-
cine (¹).

Jusqu'au pli du coude, le membre supérieur n'a
qu'une seule artère; èlle est très-facile à trouver au
bras; elle est située au côté interne du biceps (ce
muscle que tout le monde connaît) et très-près de

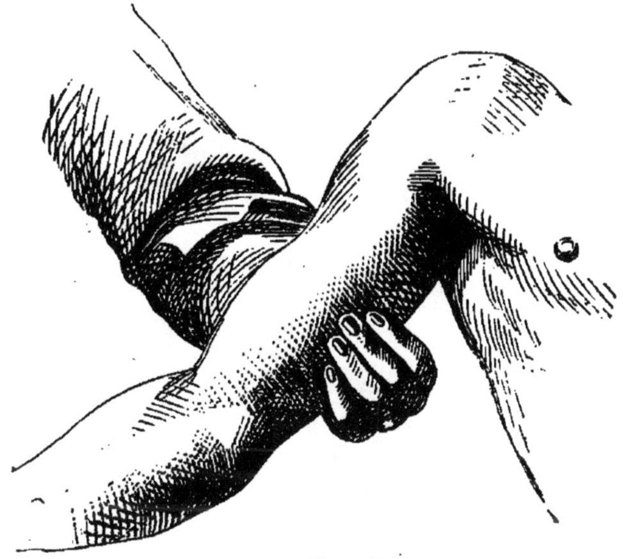

Fig. 13.

l'os du bras (*fig*. 13). Elle est donc facile à comprimer.

Dans l'aisselle elle suit la même direction.

A la naissance du membre inférieur, nous trou-
vons également une grosse artère, qui, à elle seule,

1. Pour faciliter la recherche d'une artère, il faut débarrasser de ses vêtements le membre blessé. C'est toujours une opération délicate. On doit
toujours commencer par débarrasser le membre sain, avant d'en faire autant
avec le membre blessé, et découdre ou couper toutes les pièces de vêtement
qui occasionneraient trop de douleur en les ôtant. Dans tous les cas, il faut
étendre légèrement le membre, et le soutenir de manière à éviter toute se-
cousse, tout faux mouvement.

apporte tout le sang nécessaire au membre. Elle est peu éloignée de l'os de la cuisse. Sa direction est facile à déterminer, car elle suit une ligne qui irait de la jonction du tiers interne du pli de la cuisse avec le tiers moyen au côté interne du genou. Elle est d'autant plus superficielle qu'elle est plus près de sa naissance; il y a donc avantage à la comprimer à la partie supérieure du membre (*fig.* 14).

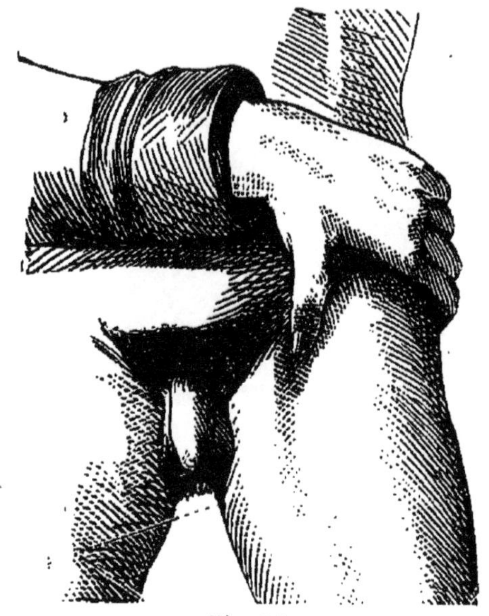

Fig. 14.

Les deux artères du cou se trouvent au côté interne de ces muscles qui partent du sternum et que l'on voit faire saillie, comme de grosses cordes, lorsque l'on tourne la tête de côté (*fig.* 15).

Quand on serre énergiquement les mâchoires, on voit, à la partie postérieure des joues, un muscle se contracter; ce muscle s'attache en bas à l'os de la mâchoire inférieure. Au-devant de cette insertion du muscle, et juste sur l'os, passe une artère qui va se distribuer à toute la face, et appelée, pour cette raison, artère faciale (*fig.* 15).

Une artère encore plus facile à trouver est celle de la tempe, qui traverse cette région diagonalement, en partant de l'oreille et en remontant vers le front (*fig.* 15).

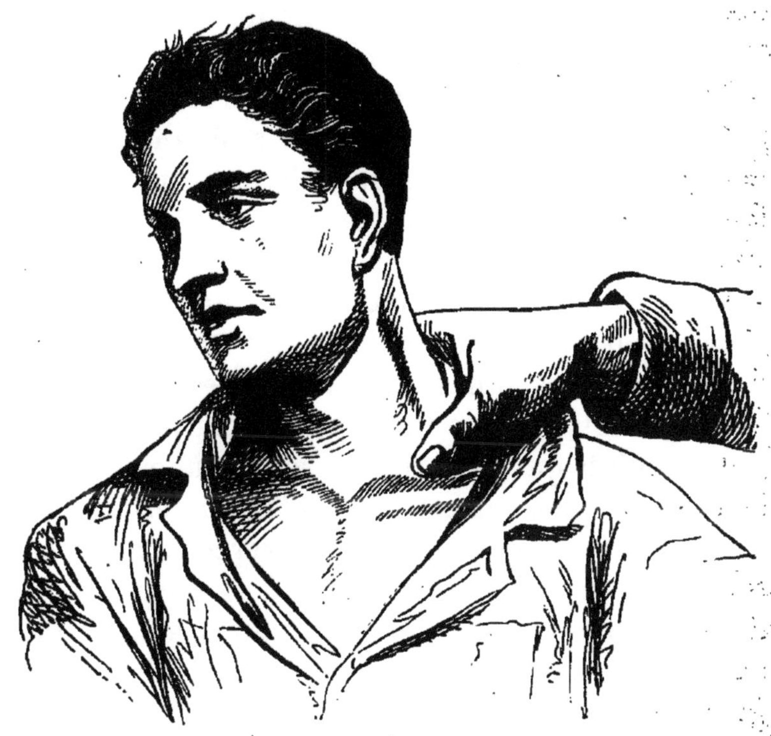

Fig. 15.

Quand on veut faire la compression d'une artère, on se place latéralement en avant ou en arrière du blessé ; on met les doigts sur le trajet que doit suivre l'artère, et l'on appuie progressivement jusqu'à ce que l'on sente les battements de l'artère sous le doigt.

A ce moment, on est sûr que l'on tient l'artère. Si on ne sent pas les battements, c'est que l'on n'est pas sur le trajet, et il faut ôter les doigts pour les remettre dans la véritable direction du vaisseau.

Quand l'artère est trouvée, on la comprime soit avec le pouce, le reste de la main prenant un solide point d'appui (*fig.* 14), soit au moyen de l'extrémité des quatre autres doigts, le reste de la main embrassant tout le membre (*fig.* 13).

Dès que l'hémorrhagie s'arrête, c'est que la force avec laquelle on comprime est suffisante, et il ne faut pas dépasser ce degré; mais, en revanche, il ne faut pas non plus faiblir, sans cela le sang reparaîtrait.

Cette compression immobilise un brancardier; aussi est-il préférable, si le blessé est en possession de ses forces et suffisamment intelligent, de lui placer les doigts et de le faire comprimer lui-même.

Les doigts qui compriment se fatiguent vite, et ne se rendent plus compte, au bout d'un certain temps, du degré de compression qu'ils exercent; aussi a-t-on songé à remplacer le bout des doigts par des corps durs et polis : cailloux, pelotes, bâtons, etc. De même l'acte de comprimer devient très-rapidement fatigant, et de plus il immobilise un ou plusieurs hommes; on a cherché à remplacer cette compression humaine par une force mécanique, et on y est arrivé en fixant le corps compressif sur l'artère au moyen de liens suffisamment serrés. L'appareil ainsi formé s'appelle *garrot* (*fig.* 16).

Il se compose donc : 1º d'un corps dur, autant que possible poli et arrondi, que l'on place sur le trajet de l'artère; 2° d'un lien résistant, bande, mouchoir, cravate, courroie, qui maintient le corps compressif dans sa position; le nœud du lien est placé à l'opposé du corps qui comprime; 3° d'un corps solide, assez résistant, un peu long (un bâtonnet, un couteau fermé), que l'on passe sous le lien au niveau du nœud, et que l'on tourne de façon à tendre le lien jusqu'à ce que la compression soit suffisante.

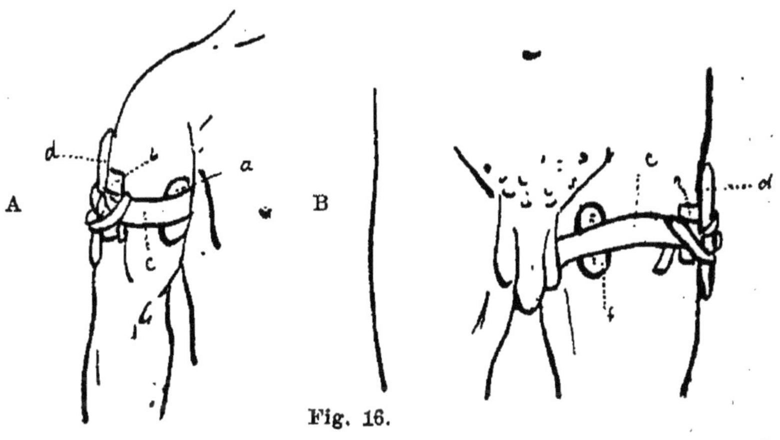

Fig. 16.

Quand on est arrivé à ce point, il faut immobiliser le bâtonnet, car sans cela le lien se détordrait et la compression deviendrait nulle. Si on s'est servi d'une cravate, on attache le bâtonnet avec les bouts libres; si le lien est trop court pour remplir ce deuxième but, on prend de la ficelle. Quand la tige est flexible, on peut l'engager sous le lien.

A l'endroit où le bâtonnet fait tourner le lien, la peau est tiraillée et fatigue; elle s'écorcherait si on ne la protégeait en interposant entre elle et le lien un corps protecteur, plaque de ceinturon, morceau d'écorce. C'est la quatrième partie du garrot.

Si au bout d'un certain temps l'hémorrhagie réapparaissait, l'appareil serait dérangé, et il faudrait le défaire pour l'appliquer à nouveau suivant les règles.

Le *tourniquet à baguettes* (*fig.* 17) est un instrument encore plus simple, plus facile à appliquer et au moins aussi efficace. Il se compose de deux liens et de deux baguettes un peu plus longues que le diamètre du membre sur lequel on veut appliquer l'appareil ; aux deux extrémités on taille une légère encoche. Les deux baguettes sont attachées l'une à l'autre, à l'une des extrémités, au moyen d'un lien,

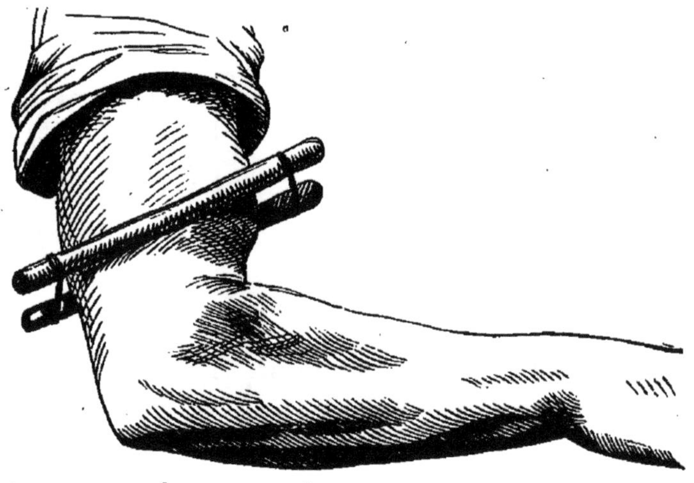

Fig. 17.

de manière à avoir un écartement correspondant au diamètre du membre. L'appareil est passé comme une fourche autour du membre, de telle manière que l'une des baguettes vienne s'appliquer sur l'artère, l'autre au point diamétralement opposé. Les deux baguettes, à leur extrémité libre, sont attachées au moyen du deuxième lien, et de cette manière on exerce sur l'artère la pression nécessaire pour y interrompre la circulation.

Tels sont les différents moyens que les brancardiers pourront utiliser pour combattre les hémorrhagies. Quand ils se trouveront en présence d'hémorrhagies veineuses, ils emploieront avec succès le froid, l'amadou, le pansement de la plaie, le tamponnement. S'agit-il d'hémorrhagie artérielle ou d'une perte de sang considérable, il faut pratiquer de suite la compression digitale directe, puis chercher la source de l'hémorrhagie ; quand elle sera connue, un brancardier fera la compression digitale indirecte, pendant qu'un autre préparera un tourniquet ou un garrot. Quand l'appareil sera appliqué, le brancardier qui exerce la compression n'enlèvera que progressivement ses doigts, de peur que l'appareil ne soit pas exactement placé, auquel cas il pourrait arrêter immédiatement l'hémorrhagie et permettre de mieux établir l'instrument.

S'il s'agissait d'hémorrhagies artérielles de la jambe ou de l'avant-bras, au lieu de construire un appareil, on aurait recours à la flexion forcée.

Fractures.

Le choc d'un projectile lancé avec force (bâton, fusil, balle, éclat d'obus) peut déterminer la rupture d'un os ; on désigne cet accident sous le nom de fracture.

Les brancardiers n'ont à s'occuper que des fractures des membres, les autres étant trop difficiles à reconnaître et n'exigeant pas en général l'application d'appareils spéciaux pour permettre le transport.

1° *Signes des fractures*. — Les brancardiers regarderont comme fracturés les membres lorsque

a) Les os feront saillie à travers la plaie;

b) Il y aura une déformation du membre au niveau de la blessure;

c) Les douleurs seront très-vives au niveau de la blessure, et rendues intolérables par le moindre mouvement imprimé au membre;

d) Le malade ne pourra remuer le membre blessé.

2° *Indications des fractures*. — La douleur provient du déplacement des fragments et surtout de leur frottement au moindre mouvement imprimé au membre. Il faut donc immobiliser la fracture.

Cette contention s'obtient au moyen d'appareils très-simples, pouvant s'improviser facilement et s'appliquer sans mettre à nu le membre blessé.

Mais quel que soit l'appareil employé, il faut toujours chercher à placer le membre dans sa position et dans sa direction naturelles; c'est une règle sans exception.

3° *Appareils à fracture*. — Ils se composent essentiellement : *a*) de tuteurs, appelés attelles, destinés à encadrer le membre blessé et à le maintenir droit; *b*) de liens fixant et maintenant les attelles; *c*) de coussins atténuant la pression et la rendant plus uniforme.

Les conditions à exiger des attelles sont la solidité et la rectitude. Aussi peut-on prendre en guise d'attelles un fusil, un sabre, son fourreau, une baguette de fusil, une branche d'arbre, une planchette (*fig.* 18 *a-j*). De petites branches d'arbre, des faisceaux de paille, de roseaux ou de joncs réunis ensemble, coupés de même longueur et fortement serrés au moyen de ficelles, peuvent tenir lieu d'attelles (*fig.* 18 *bis*). Ces diverses attelles peuvent être roulées dans une étoffe pour en rendre le contact moins rude.

Les liens seront faits avec des courroies de sac, des bretelles de fusil, des cravates (*fig.* 18 *b-c-d*), des cordes, des bretelles, mouchoirs, des rameaux flexibles, osiers.

Nous avons déjà insisté sur la façon d'improviser des coussins, mais il faut connaître la méthode de M. le médecin-major Tourraine pour se procurer en même temps attelles et coussins (*fig.* 19). A cet effet, on plie la couverture en lui donnant une longueur un peu plus grande que celle du membre blessé, puis on l'enroule latéralement autour de deux bâtons. Le membre blessé est placé dans l'intervalle des deux rouleaux, que l'on serre ensuite au moyen de liens (*fig.* 20).

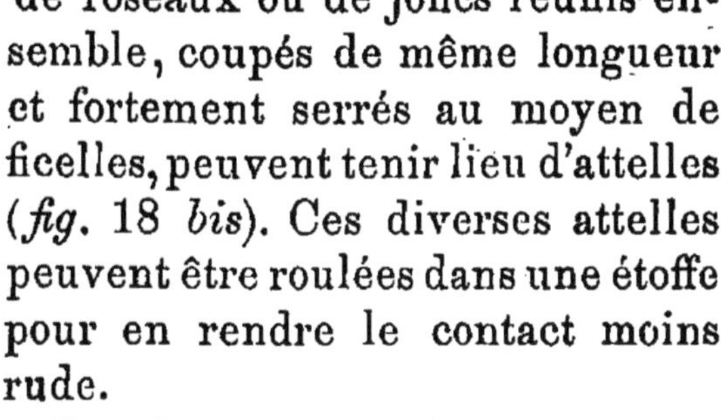

Fig. 18.

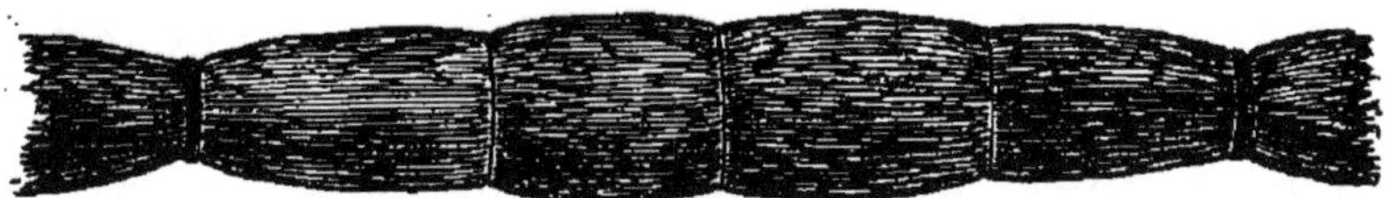

Fig. 18 *bis*.

La longueur des attelles est en rapport avec celle du membre, qu'elles doivent cependant excéder un peu.

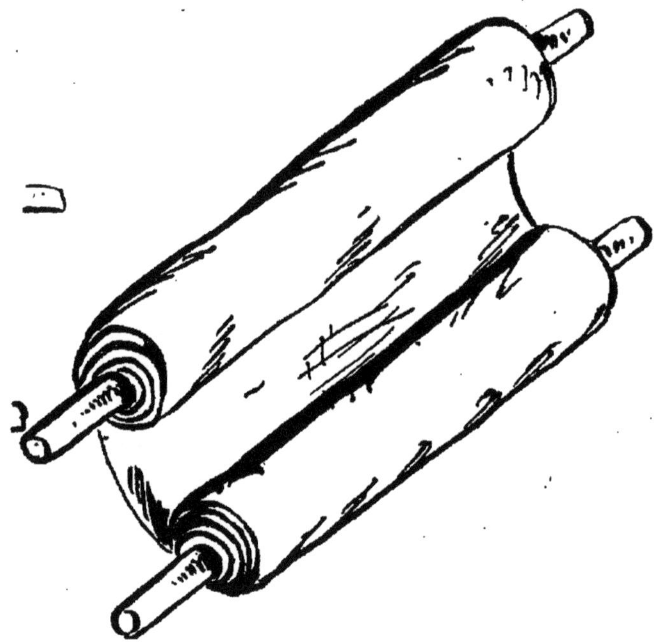

Fig. 19.

Des fractures en particulier.

1° *Fracture du pied.* — Presque toujours la chaussure sert d'appareil de protection et immobilise les fragments. Mais il faut immobiliser le pied sur la jambe. A cet effet, on place deux attelles le long de la jambe, et à la plante du pied une planchette, que l'on relie par des liens aux attelles de la jambe et que l'on ramène le plus possible sur le membre.

2° *Fractures de la jambe.* — L'appareil de M. Tourraine convient très-bien. Le chef brancardier, quand l'appareil est prêt à être placé, glisse ses deux mains au-dessous de la jambe, la saisit avec précaution

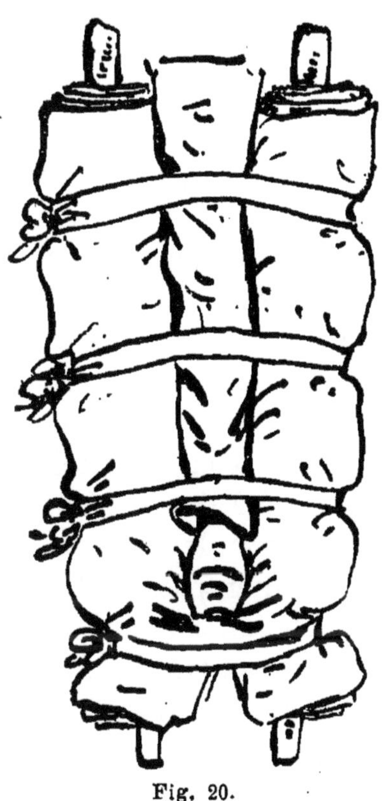

Fig. 20.

au-dessus et au-dessous du siége de la fracture, et la soulève légèrement au-dessus du sol (¹). En même temps, un brancardier glisse l'appareil sous le membre, de façon que l'intervalle qui sépare les rouleaux corresponde à l'axe de la jambe, le talon venant tomber 15 centimètres environ plus haut que l'extrémité inférieure de l'étoffe.

Le chef brancardier dépose alors avec précaution le membre dans l'appareil, et il applique les rouleaux contre la jambe.

Si les brancardiers sont au nombre de trois, pendant que le chef brancardier soulève la jambe, et au moment où le brancardier n° 1 va placer l'appareil

---

1. Cette façon de tenir un membre fracturé est la règle, et il faudra s'y conformer en toutes circonstances, sans qu'il soit besoin de le répéter à chaque cas.

sous le membre, le brancardier n° 2 doit étendre sur le sol et à l'endroit où sera l'appareil trois liens, avec lesquels le chef brancardier attachera l'appareil au-dessous de la rotule, au milieu de la jambe, au niveau du cou-de-pied. — Si, faute de personnel, on n'a pu placer les liens, lorsque la jambe est placée dans l'appareil, le chef brancardier soulève le tout et son aide place les liens.

Quant aux 15 centimètres de couverture qui dépassent le talon, on les ramène sur les côtés et sous la plante du pied, qu'ils encadrent et immobilisent, puis on les lie circulairement (*fig.* 20).

Si on ne pouvait établir cet appareil, on prendrait deux attelles dépassant le pied et le genou ; on ferait deux coussins, dont l'un assez long pour contourner la plante du pied ; on appliquerait chaque attelle garnie de son coussin de chaque côté de la jambe ; le chef brancardier et un de ses aides soulèveraient le tout, pendant qu'un autre brancardier passerait les liens. Quand l'appareil serait attaché, au moyen d'une cravate allant de la plante du pied aux attelles de la jambe, on ramènerait le haut du pied sur la jambe.

3° *Fractures de cuisse.* — L'appareil de M. Touraine devient difficile à construire. Il est préférable de recourir au procédé que nous venons de décrire en second lieu pour les fractures de jambe, en prenant des attelles suffisantes. L'appareil appliqué est représenté figure 18. L'attelle externe est le fusil et l'interne une planchette. En outre on peut utiliser le membre sain et en faire une solide attelle en liant ensemble et en plusieurs endroits le membre cassé avec celui qui est sain (*fig.* 18 c, b).

4° *Fractures de la main et de l'avant-bras.* — On pourrait appliquer les appareils que nous venons de voir, mais la plupart du temps un appareil de soutien suffit et permet au blessé de se rendre au poste

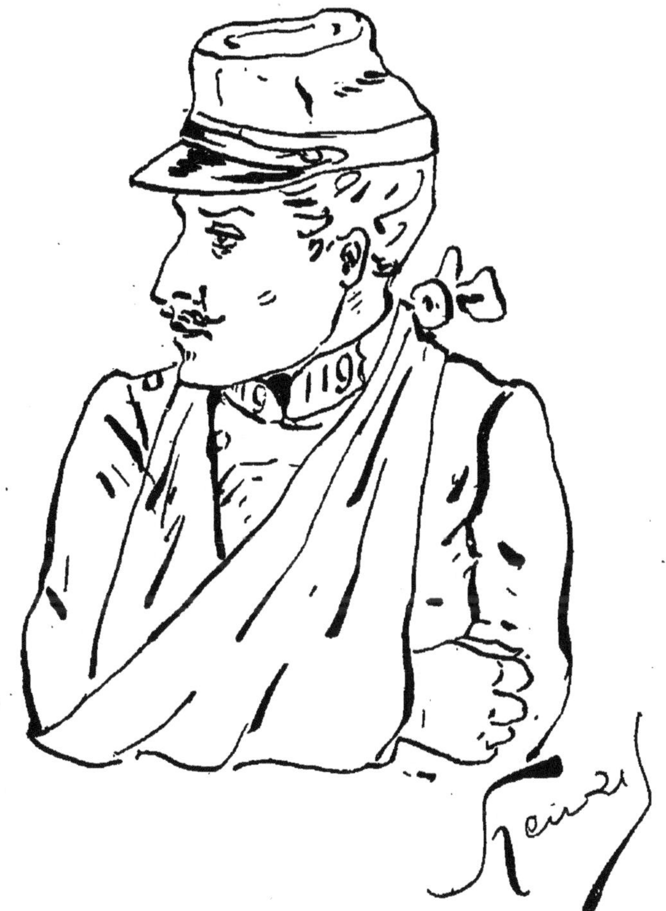

Fig. 21.

de secours ou à l'ambulance. Le mode de soutien le plus commode consiste dans l'écharpe (*fig.* 21). Elle est très-facile à faire avec un mouchoir plié en

forme de triangle; on passe l'avant-bras entre les
deux faces sur le pli que forme la base du triangle,
et on attache les deux pointes sur le côté du cou
opposé au membre blessé. En serrant ou en desser-
rant, on peut à volonté remonter ou descendre l'a-
vant-bras.

On peut employer la cravate au même usage,
mais elle donne une base de soutien moins large
(*fig.* 22).

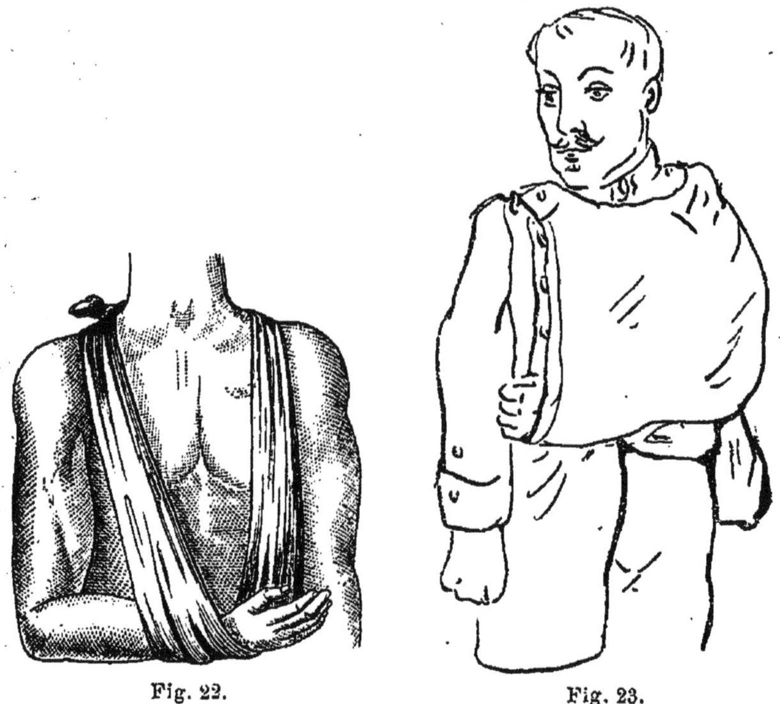

Fig. 22.   Fig. 23.

La capote du blessé, s'il en est revêtu, peut four-
nir une écharpe (*fig.* 23). A cet effet la capote doit
être boutonnée du côté opposé au membre blessé; le
membre étant appuyé contre la poitrine, on relève le

pan de la capote, et on fait passer le bouton de l'épaulette du côté sain dans la boutonnière du pan de la capote.

En l'absence de tout appareil, le membre supérieur peut être soutenu au moyen de la main passée dans la tunique en partie déboutonnée, ou bien au moyen de la manche fixée par des épingles ou quelques points contre le plastron de la tunique.

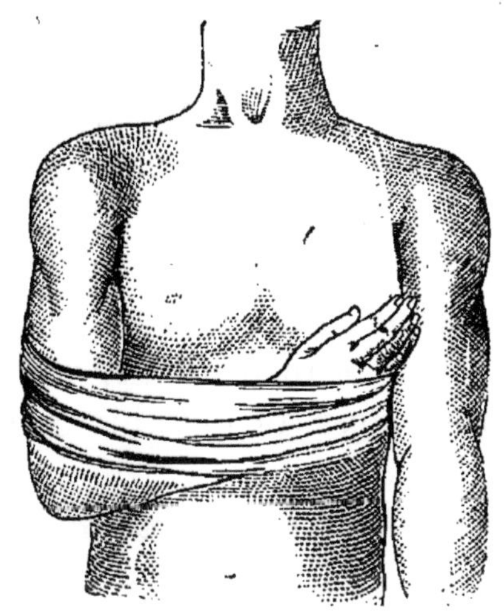

Fig. 24.

5° *Fracture du bras.* — On a également recours à l'écharpe, mais il faut attacher le bras au corps même, en l'y appuyant au moyen d'un mouchoir, qui est déployé largement sur la partie externe du bras, et qui, en entourant le corps, va s'attacher, par les deux bouts, au côté opposé du malade (*fig.* 24).

Si une fracture était compliquée d'hémorrhagie, il faudrait toujours commencer par combattre la perte de sang; une fois l'hémorrhagie arrêtée, mais alors seulement, on pourrait songer à la fracture.

TITRE V.

IMPROVISATION DE BRANCARDS OU MOYENS DE TRANSPORT ANALOGUES.

Les mesures sont prises pour que les brancards ne fassent pas défaut en campagne; néanmoins, le cas échéant, les brancardiers devraient improviser des brancards.

Une considération qu'il ne faut jamais perdre de vue, c'est que ces brancards doivent être très-solides, toute chute pouvant devenir mortelle pour le blessé.

1° *Appareils où le blessé est couché.* — Si on trouve des civières ordinaires, telles que celles en usage dans les exploitations agricoles, il faut s'empresser de les utiliser; avec les effets disponibles, avec de la paille, on rendra la couche moins dure; on soulèvera la tête du blessé au moyen d'un oreiller improvisé.

Une planche suffisamment longue et large, une échelle, matelassées comme il a été dit, peuvent servir de brancards.

« Si l'on a un sac, une toile de paillasse, il suffit d'en couper les quatre coins ou de découdre les petits côtés du sac, et par les quatre coins le long des côtés du sac, de passer des perches, que l'on peut fixer à l'écartement voulu au moyen de traverses de bois (*fig.* 25). Ce dernier perfectionnement n'est pas indispensable. » (Heyfelder.)

De même, on pourrait fixer à deux bâtons, tenus écartés, si faire se peut, un paillasson. Le paillasson peut se fabriquer très-vite avec de la paille et de la ficelle.

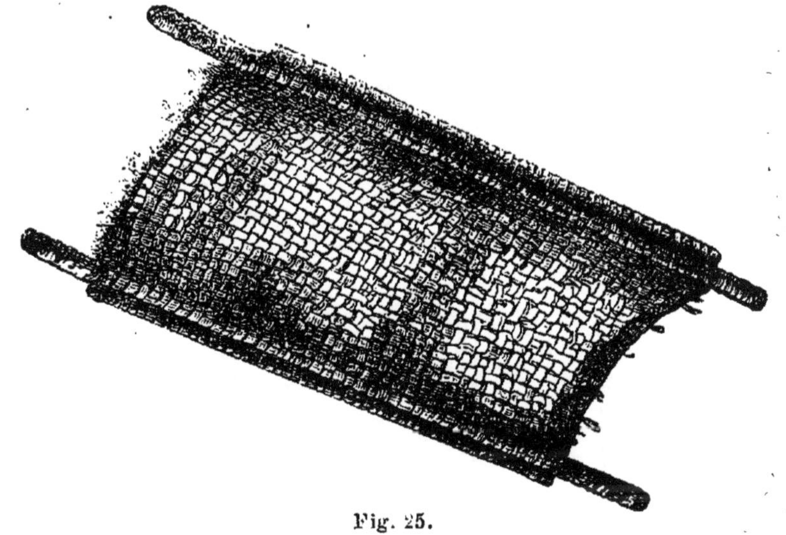

Fig. 25.

Comme dernière ressource, on peut lier aux quatre angles une couverture de campement sur deux fusils ou sur des perches; mais avant de mettre le blessé sur ce brancard, il est bon d'en essayer la solidité.

Tous ces brancards manquent de pieds, et lorsqu'ils sont posés à terre, le blessé est en contact avec le sol, et les hampes, touchant la terre, deviennent difficiles à reprendre. Avec des cordes, on peut improviser des bretelles, ce qui facilite d'autant le transport. Avec des coussins improvisés, on fera des oreillers.

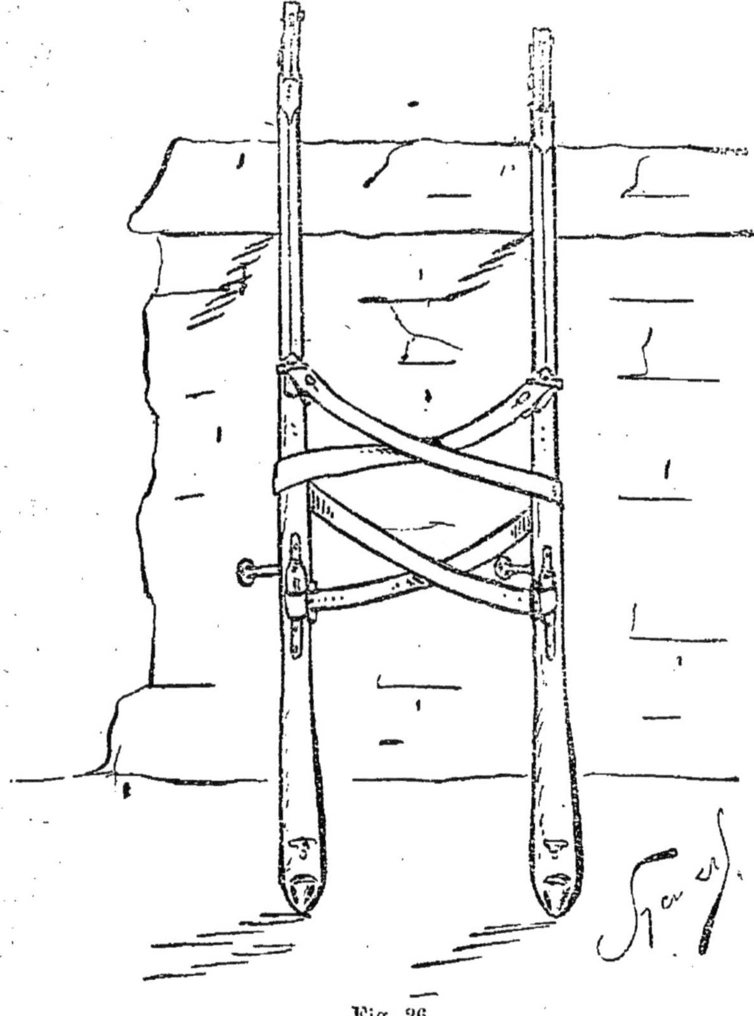

Fig. 26.

2° *Appareils où le blessé est assis.* — « Les blessés qui ne peuvent marcher et qui cependant n'ont point un besoin absolu d'être couchés pendant leur transport, peuvent s'accommoder d'un brancard où ils seront assis ou à cheval, et sur lequel ils pourront prendre un point d'appui qui les soulagera et les maintiendra facilement en équilibre. Parmi ces appareils, un des plus simples est celui de M. le médecin-major Hennequin (*fig.* 26).

« Il se compose de deux fusils, placés parallèlement, dont les bretelles, allongées de toute leur longueur, régulièrement entre-croisées, et autant que possible reposant sur leur plat, forment un lit de sangle suffisamment solide, car le blessé ne repose pas seulement sur l'entre-croisement des bretelles, mais aussi sur les deux fusils ([1]). » On peut mettre sur les sangles la capote ou d'autres vêtements pour rendre le siége plus moelleux.

Le blessé peut s'asseoir de deux façons différentes : 1° en travers du brancard, les jambes pendantes ; dans ce cas il n'a pas de dossier ; 2° à cheval sur le brancard, le creux du jarret correspondant aux traverses ; la partie supérieure du corps peut se renverser en arrière pour s'appuyer sur la poitrine du porteur.

On peut pour le même genre de blessés utiliser les brouettes, en particulier les grandes brouettes dont on se sert dans le Nord pour transporter les betteraves. — Si le dossier des brouettes n'était pas suffisamment élevé, on le compléterait avec des planchettes. Le blessé peut mettre ses jambes à cheval sur les brancards. On peut matelasser la brouette avec de la paille ou des vêtements (capote) ou la couverture.

---

1. Marmonier, *Guide médical de l'officier détaché*, p. 46.

Dans le même ordre d'idées on peut employer la sellette (*fig.* 27). Elle se compose d'une pièce de

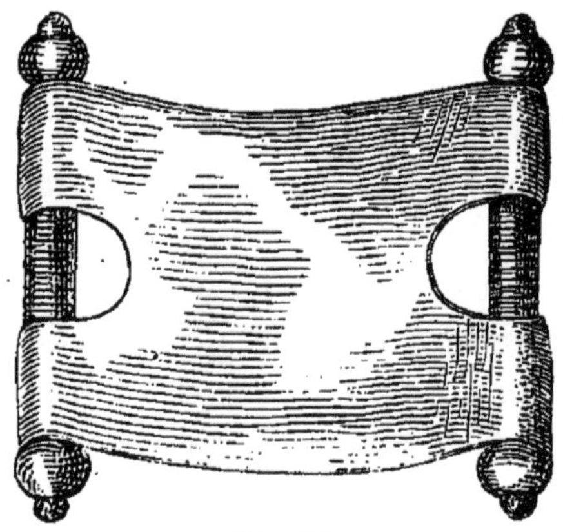

Fig. 27.

toile, cuir ou drap, cousue ou très-solidement fixée autour de deux morceaux de bois. A hauteur de la partie moyenne de ces bâtons, on taille dans l'étoffe une ouverture destinée à laisser passer la main des

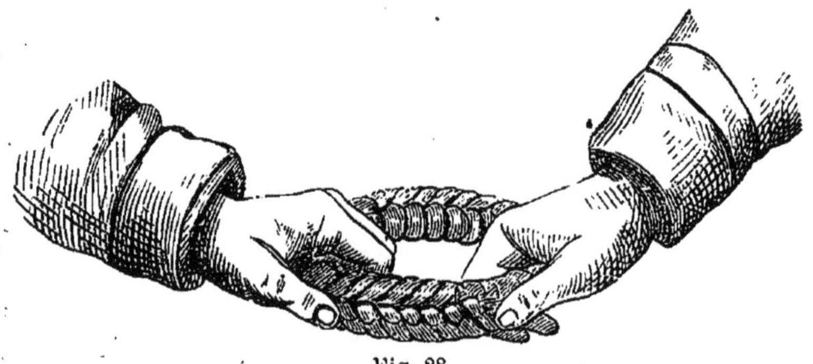

Fig. 28.

porteurs. Avec ses bras le blessé se tient aux brancardiers.

La sellette peut être remplacée par un rond en paille tressée (*fig.* 28). « Pour le confectionner on commence par mouiller de la paille, puis à l'aide d'un fil enroulé autour, on prépare un certain nombre de tresses, qu'on entrelace de manière à constituer une corde; cette corde est enroulée en anneau, qui, à son tour, est solidement ficelé, de manière à constituer un rond bien fermé (¹). »

On peut encore improviser un brancard qui se rapproche de celui de M. le médecin-major Hennequin en plaçant des planchettes suffisamment larges sur deux fusils qui servent de hampes. Le malade se place comme il a été dit en parlant du brancard de M. Hennequin.

Dans le premier ordre d'appareils, la manœuvre est identiquement celle du brancard ordinaire.

Dans les appareils du deuxième genre, le malade doit toujours prendre la position assise, et c'est à ce moment que les deux porteurs glissent sous lui l'appareil. Quand le blessé est bien assis sur l'appareil et qu'il a pris ses points d'appui, le chef brancardier commande *Debout;* les brancardiers se redressent et le reste de la manœuvre a lieu aux commandements ordinaires. Les brancardiers disponibles doivent aider le blessé à prendre la position assise et le soutenir.

Pour déposer le blessé, les brancardiers descendent l'appareil, au commandement de : *A terre,* jusqu'à ce que les pieds du blessé rencontrent le sol. Des aides soutiennent le malade; à ce moment le chef brancardier commande *Rompez,* et le brancardier n° 2 abandonne l'appareil que retire le brancardier n° 1.

---

1. Heyfelder.

TITRE VI.

CACOLETS. — LITIÈRES. — VOITURES D'AMBULANCE.

1° Cacolets.

a) Description sommaire. — Les cacolets (*fig.* 29) sont des fauteuils très-primitifs que l'on peut fixer sur le bât des mulets ; ils ont un dossier, un siége, des bras, une planchette pour appuyer les pieds, une courroie de ceinture pour éviter les chutes en avant.

Toutes les parties constitutives du cacolet se replient les unes sur les autres, et s'appliquent contre le bât du mulet.

Ils sont accouplés par paire.

Les malades sont assis parallèlement au mulet et regardent dans la même direction que lui (*fig.* 30).

b) Chargement des blessés. — Quand un cacolet est occupé, il faut que son vis-à-vis le soit aussi, sans cela l'équilibre serait rompu et le bât tournerait ; s'il n'y a qu'un blessé à transporter, le conducteur est obligé de monter dans le deuxième cacolet.

« Pour monter sur le cacolet de droite, on met le pied gauche sur le marchepied, on saisit le bât de la main droite, l'accotoir de la main gauche, et on

monte en se tournant pour s'asseoir. Pour monter
sur le cacolet de gauche, on agit de la même manière
en employant les moyens inverses ([1]). »

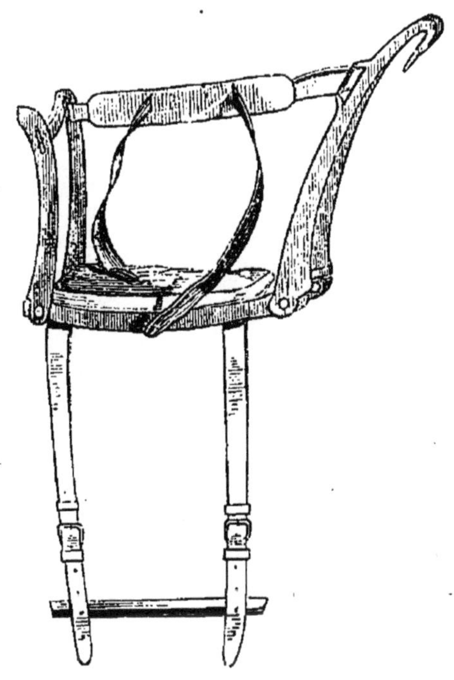

Fig. 29. — Gravure extraite de la *Chirurgie d'armée*, par Legouest.
(J. B. Baillière et fils, éditeurs.)

Pendant ce temps le conducteur tient son mulet
et empêche le deuxième cacolet de tourner. Si le
blessé n'est pas suffisamment valide pour monter
seul, c'est aux brancardiers à lui aider. Le chef
brancardier explique au blessé ce qu'il a à faire. Il
lui aide à mettre le pied sur la planchette, au besoin
il lui place les mains, il le fait soutenir à la ceinture

1. *Règlement sur la conduite des voitures et des mulets de bât,* p. 153.

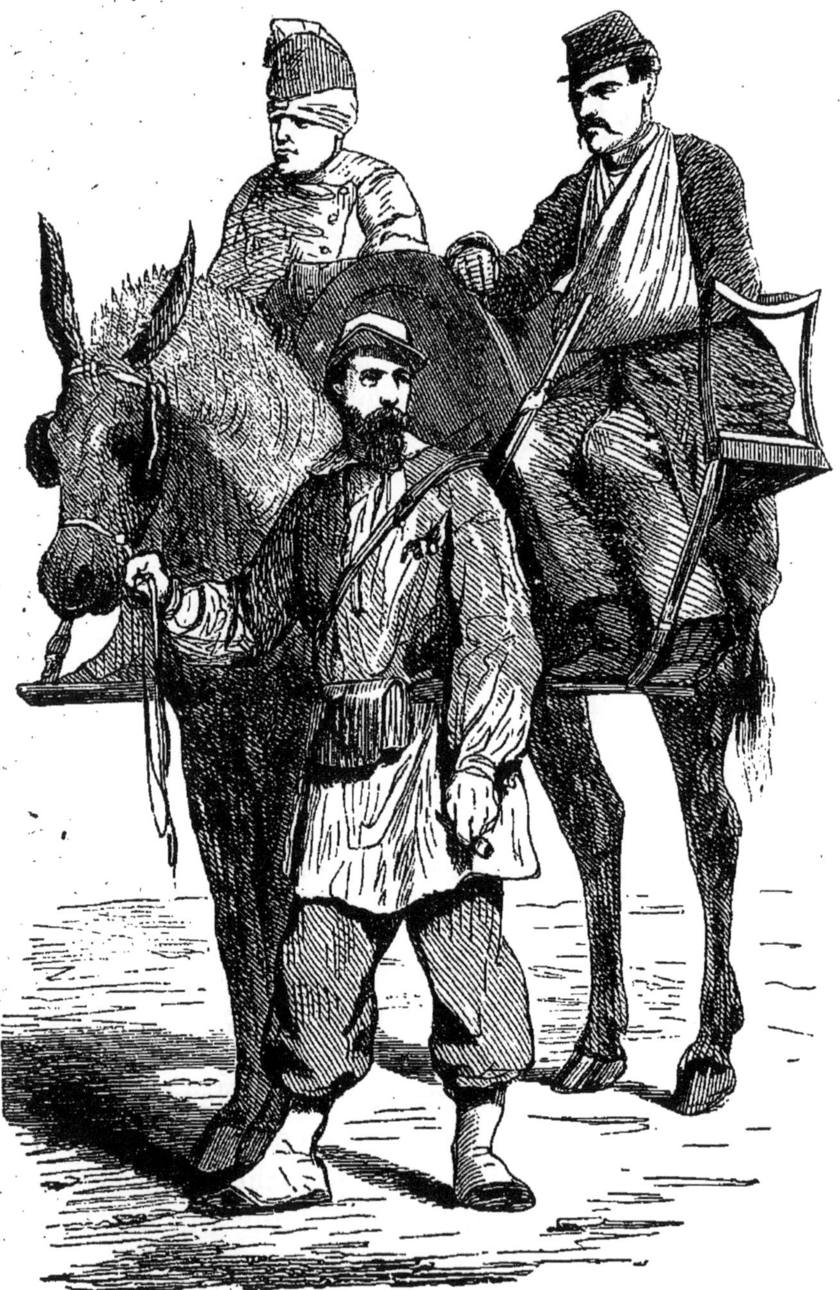

Fig. 30. — Gravure extraite de la *Chirurgie d'armée*, par Legouest.
(J. B. Baillière et fils, éditeurs.)

par deux brancardiers qui, au commandement *Enlevez*, le soulèvent; le blessé fait alors sa conversion
et s'assied.

Même manœuvre pour le deuxième blessé.

Le rôle des brancardiers s'arrête là; le reste est
du domaine du conducteur.

2° Litières.

Avec les litières (*fig.* 31) le malade n'est plus
assis, mais couché; aussi sont-elles réservées pour
les blessés gravement atteints.

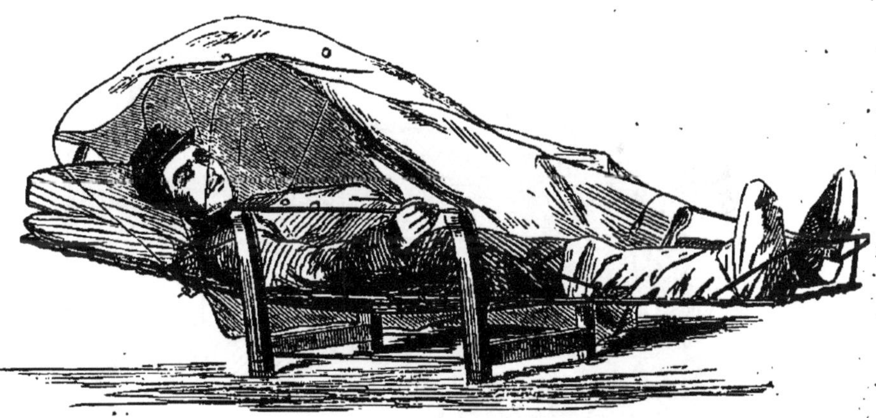

Fig. 31. — Gravure extraite de la *Chirurgie d'armée*, par Legouest.
(J. B. Baillière et fils, éditeurs.)

La litière peut se replier et s'appliquer contre le
bât; quand on veut s'en servir, on la déploie, et elle
a alors la forme d'un lit étroit; la partie qui corres-
pond à la tête est légèrement relevée; le tout peut
être recouvert d'une toile qui repose sur une car-
casse métallique.

La litière, même quand elle est déployée, peut s'accrocher par une chaîne métallique aux crochets

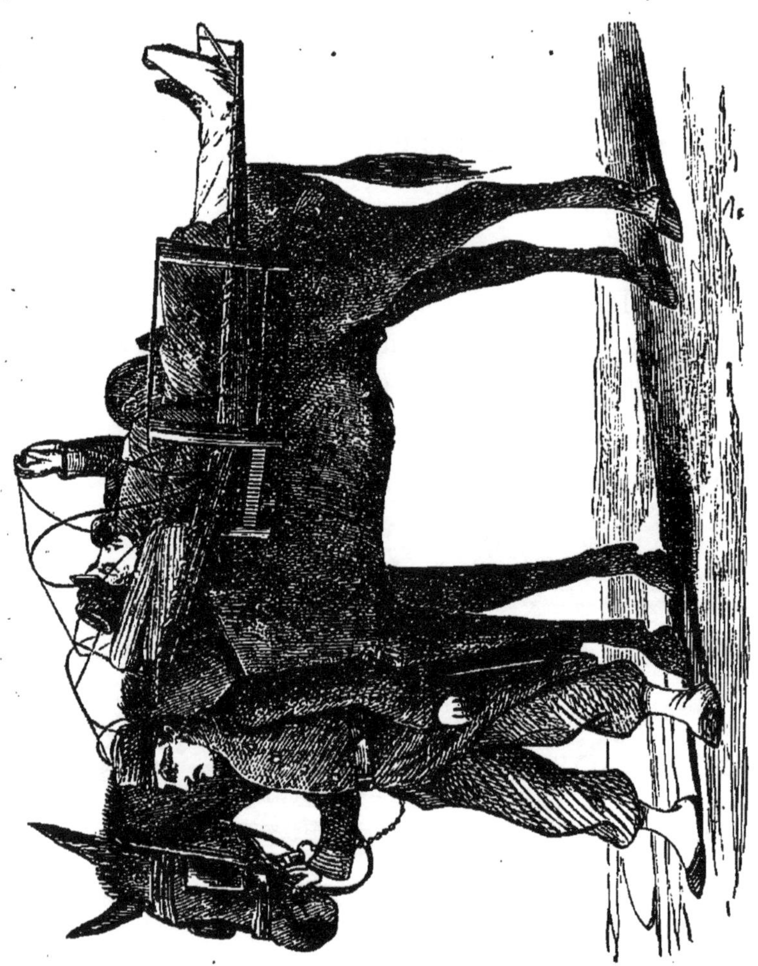

Fig. 32. — Gravure extraite de la *Chirurgie d'armée*, par Legouest.
(J. B. Baillière et fils, éditeurs.)

du bât; on peut de même la décrocher toute déployée (*fig.* 32).

Comme les cacolets, les litières sont toujours accouplées par paire.

a) Chargement. — Le conducteur pose ses litières à terre parallèlement et à 3 mètres l'une de l'autre, et amène son mulet entre les deux litières. Pendant tout le temps de la manœuvre, il tiendra son mulet et l'empêchera d'avancer ou de reculer; c'est donc aux brancardiers qu'il appartient d'exécuter le chargement.

Le chef brancardier fait placer un blessé dans la litière de gauche, suivant les principes établis lors du chargement des brancards. Il place ses quatre brancardiers aux quatre angles du châssis. Au commandement *Attention*, les brancardiers se baissent et saisissent chacun un angle du châssis. Au commandement *Debout*, ils élèvent horizontalement la litière et l'appuient au bât; les deux hommes les plus rapprochés du mulet saisissent en même temps, l'un de la main droite, l'autre de la main gauche, les chaînes de montants, qu'ils engagent par l'une des dernières mailles dans les crochets de charge du bât.

Le chef brancardier s'assure que la litière est bien accrochée; il commande alors *Rompez* et les brancardiers se retirent, sauf un, désigné auparavant par le chef brancardier, qui soutient la litière en appuyant l'épaule droite sous la dernière traverse en fer pour empêcher le bât de tourner.

« Le chef brancardier et les trois aides qui lui restent, se portent ensuite près de la litière de droite en passant deux devant le mulet et deux derrière. Ils chargent cette litière comme il vient d'être dit pour celle de gauche.

« L'expérience a démontré que les hommes char-
gés sur les litières doivent avoir la tête du côté de
l'arrière-main, au lieu de l'avoir du côté de l'avant-
main, comme cela a été souvent pratiqué. Avec le
chargement précédemment indiqué, les mulets sont
plus sûrs et fatiguent moins, et les hommes éprouvent
des réactions moins dures et moins gênantes ([1]). »

b) Déchargement. — C'est l'opération précédente
en sens inverse. Le conducteur détache un certain
nombre de courroies, la sous-ventrière, la sangle,
etc., et vient tenir son mulet pour empêcher qu'il
n'avance ou ne recule pendant que l'on déchargera
les litières.

Un brancardier, placé par son chef, soutient la
litière de droite avec l'épaule pour empêcher le bât
de tourner. Le chef brancardier se place, lui et les
trois hommes qui lui restent, aux quatre angles de
la litière de gauche. Ils la saisissent aux quatre angles au commandement *Attention.* Au commandement
Enlevez, ils la soulèvent avec précaution, et les deux
hommes les plus rapprochés du mulet décrochent les
chaînes. Après qu'il s'est assuré que la litière est
bien décrochée, le chef brancardier commande *A terre*
et la litière est posée sur le sol sans secousses.

Les quatre hommes se portent ensuite à la litière
de droite et la déchargent de la même manière.

Ces moyens de transport sont assez primitifs; les
malades y sont fortement cahotés et exposés à une
série d'accidents, tels que ruade, chute, ou panique
des bêtes de somme; aussi doit-on réserver cacolets

---

1. *Règlement sur la conduite des voitures et des mulets de bât,* p. 159.

et litières pour les pays où l'on ne peut employer d'autres véhicules, et les remplacer par des voitures construites en vue de transporter des blessés et appelées voitures d'ambulance.

3° Voitures d'ambulance.

Les voitures d'ambulance de l'armée française sont de deux types.

A) *Voiture dite légère à deux roues.*

Elle est du genre tapissière. Elle est aménagée pour transporter deux blessés couchés sur des brancards suspendus dans la voiture; à cet effet le plan inférieur est muni de crampons de support dans lesquels, au moyen d'une courroie, on boucle les hampes des brancards. Les blessés sont placés suivant l'axe du véhicule.

Le dessus de la voiture forme impériale et est destiné au transport des brancards, des effets et armes des blessés.

Les côtés sont formés par des rideaux de toile imperméable; ceux du devant glissent sur des tringles, ceux des parois latérales se relèvent en rouleaux.

La voiture s'ouvre par l'arrière, en renversant le battant, qui peut servir de marchepied, grâce à des marches rabattues en temps ordinaire, mais faciles à relever et à maintenir dans cette position.

Le plancher est muni de rails, sur lesquels glisse un petit chariot; les pieds de devant du brancard étant placés sur le chariot, dès qu'on pousse le brancard, il glisse sans secousses jusqu'au fond de la voiture. Une chaînette, tout en permettant au chariot de se mouvoir sur les rails, l'empêche de se perdre et permet, lorsqu'il est près du siége, de le ramener facilement à l'arrière.

B) Voiture dite omnibus.

La disposition de cette voiture lui permet de transporter à volonté des blessés couchés ou assis, et même tout à la fois des blessés assis et couchés. Elle diffère de la précédente par ses dimensions et par la présence de banquettes latérales mobiles.

Les blessés couchés reposent, comme dans la voiture légère, sur des brancards suspendus; mais on peut en mettre deux étages, grâce à des crampons-supports, ce qui fait que le nombre des blessés transportés couchés peut être de quatre.

Les banquettes, dans ce cas, sont relevées et maintenues appliquées contre les parois latérales de la voiture. Quand on veut transporter des blessés assis, on détache ces banquettes qui, par un mécanisme très-ingénieux, se fixent d'elles-mêmes sur le plancher. Chaque banquette peut recevoir cinq malades; c'est donc un total de dix voyageurs assis que peut transporter l'omnibus.

Si on veut faire un transport mixte, à droite, par exemple, des blessés couchés, et à gauche des malades assis, on aura deux blessés à droite, cinq à gauche, total : sept.

Nous retrouvons dans l'omnibus les rideaux latéraux, le chariot, etc.

Ces deux sortes de voitures contiennent des tonnelets d'eau, où les brancardiers pourront renouveler leur provision, s'il n'y a pas d'eau dans le voisinage.

Chargement. — Il est le même pour les deux voitures; il se fait toujours la tête en avant et par le derrière de la voiture. Pour l'exécuter, il faut quatre hommes.

La voiture est ouverte et toutes les dispositions préparatoires sont faites par le conducteur.

En arrivant près de la voiture, le chef brancardier fait poser le brancard de telle sorte qu'il soit dans le prolongement du véhicule, la tête en avant et tout près de la voiture.

Puis il place ses quatre hommes le long des hampes, un à chaque extrémité, chacun faisant face au brancard. Au commandement *Attention,* ils se baissent et saisissent les hampes. Au commandement *Debout,* ils se relèvent, soulèvent le brancard à hauteur du plancher, et les servants de tête engagent les pieds antérieurs du brancard dans le chariot. Le chef brancardier s'assure que le brancard est bien engagé et commande *Poussez.* A ce commandement, les servants de pied poussent doucement le brancard, en ayant soin que les pieds de derrière ne viennent point buter contre le plancher de la voiture, et les servants de tête concourent à donner au brancard la direction voulue. Le chef brancardier doit veiller à ce que le brancard ne vienne point heurter la paroi antérieure de la voiture, et quand le brancard est arrivé à la hauteur voulue, il arrête le mouvement par le commandement *Halte.*

Le brancard est mis dans la voiture : c'est le premier temps de l'opération; le deuxième temps est la suspension.

A cet effet, les servants de tête se placent sur le siége de la voiture, en faisant face au malade et chacun devant une hampe ; les servants de pied montent sur le marchepied de l'arrière, font face au malade et se placent en regard des hampes. Quand chacun est à son poste, le chef brancardier commande *Attention*, et chaque brancardier se baisse et saisit la hampe devant laquelle il se trouve. Au commandement *Debout*, ils se redressent et élèvent le brancard à la hauteur des crampons-supports. Au commandement *En place*, les poignées des hampes sont mises dans les quatre crampons. Le chef brancardier s'assure que le brancard est solidement suspendu, puis il commande *Bouclez*, et les servants assujettissent le brancard dans ses supports en bouclant les courroies de fermeture. Les brancardiers descendent de la voiture au commandement de *Rompez*.

Le deuxième brancard est placé et fixé de la même manière.

Dans l'omnibus, on commence toujours par garnir l'étage supérieur.

S'il n'y avait que deux servants par brancard, deux équipes se fondraient en une seule pour le chargement.

TITRE VII.

VOITURES DE MALADES IMPROVISÉES.

Les voitures d'ambulance ne seront pas toujours
en quantité suffisante, principalement après les grandes affaires, et il sera souvent nécessaire d'improviser des voitures de malades, c'est-à-dire transformer
des voitures ordinaires en voitures de transport pour
les blessés.

On doit se proposer de protéger les malades contre
les secousses, les cahots, et de leur permettre de
prendre la position que réclame leur blessure. Les
précautions à prendre seront d'autant plus grandes
que l'état des blessés sera plus grave.

Les grands blessés, c'est-à-dire ceux qui sont
grièvement blessés, devront toujours être transportés couchés; les autres, appelés, par opposition, petits
blessés, peuvent voyager assis. A ces deux modes de
transport correspondront des installations différentes.

L'aménagement variera suivant le genre des voitures, que nous diviserons en voitures de luxe, tapissières, voitures communes, caissons militaires.

1° Voitures de luxe.

Les équipages et calèches, surtout quand ils sont
à quatre places, peuvent être facilement aménagés

pour le transport de deux à quatre grands blessés ;
il suffit de réunir les banquettes au moyen de planches, matelas ou autres pièces de literie.

Les petits blessés s'assoient sur les siéges et les banquettes.

2° Tapissières, voitures de meubles.

Elles sont d'un emploi avantageux, car elles sont spacieuses, couvertes, légères, bien suspendues ; on peut y placer et au besoin y suspendre facilement un certain nombre de brancards pour les grands blessés. On pratiquerait cette opération en fixant dans le toit de la voiture des vis à crochet, auxquelles on suspendrait les brancards au moyen de cordes, courroies en cuir, ressorts à boudin.

On installera les petits blessés sur des fauteuils, des chaises placés dans la tapissière, et maintenus en place par des cordes, des planches, des clous. A défaut de ces meubles, on pourrait employer des bancs recouverts de vêtements ou de paille ; on ferait des dossiers avec des planches garnies de paille. A défaut de bancs, on prendrait des planches.

3° Voitures communes. Charrettes. Voitures à échelles.

Étant de beaucoup les plus nombreuses, elles seront les plus fréquemment transformées, opération rendue difficile par leur peu de confortable.

Petits blessés.

a) Chaises. — On peut placer dans la voiture des chaises, et les assujettir au moyen de cordes, planches, clous.

b) Siéges longitudinaux ('). — « Des deux côtés, dans le sens de la longueur, on attache des planches ; elles sont fixées au moyen de chaînes ou fourragères contre les hampes des échelles, et soutenues au besoin, en deux ou trois points, par des perches transversales, passées sous les planches, ce qui donne à la suspension à la fois la solidité et l'élasticité. En même temps une certaine élasticité, propre aux planches, contribue, dans une certaine mesure, à paralyser les secousses de la voiture. »

c) Siéges transversaux. — « On fixe transversalement, d'une échelle à l'autre, de véritables siéges de char à banc ou de simples planches ; ces siéges, échelonnés les uns derrière les autres, avec un intervalle suffisant pour placer les membres inférieurs, sont autant que possible, attachés au moyen de boucles, ce qui détermine encore une certaine suspension et amortit également les cahots. »

d) Cordes. — On peut remplacer ces siéges transversaux par des cordes et même, au besoin, par des chaînes. Il suffit pour cela de tendre, d'une échelle à l'autre, deux cordes parallèles, distantes d'un demi ou de trois quarts de pied, et réunies l'une à l'autre au moyen de trois ou quatre cordes perpendiculaires

____

1. Heyfelder.

aux premières. Une capote, une couverture, une botte de paille appliquée sur ce châssis complète le siége.

e) Siéges de paille. — Enfin, les siéges transversaux peuvent être, quoiqu'assez imparfaitement, remplacés par des bottes de paille fixées transversalement et plus ou moins consolidées par l'interposition de sacs et de fusils.

Grands blessés.

a) Paille. — En réquisitionnant les voitures, on peut réquisitionner un nombre suffisant de bottes de paille, que les voitures apportent elles-mêmes. On défait les bottes un peu avant de charger les blessés; on met la paille alternativement dans le sens de la longueur et dans celui de la largeur de la voiture, et sur cette litière élastique on couche le blessé suivant l'axe du véhicule. Les parties saillantes du corps se moulent dans la paille et on cale le blessé dans cette position.

Suivant les dimensions de la voiture, on peut y coucher deux ou quatre grands blessés; dans ce dernier cas on les place deux de front.

b) Planches longitudinales. — Sur trois perches transversalement fixées, on attache des planches longitudinales, de manière à combler tout l'intervalle qui sépare les deux côtés de la voiture. Sur ces planches, matelassées le mieux possible, reposent les blessés; on fait des oreillers avec les sacs.

c) Treillage de cordes ([1]). — « Une longue corde est passée et repassée par-dessus l'intervalle qui

---

1. Heyfelder.

sépare les deux échelles, de manière à y constituer
comme un pont composé d'une série d'anses, allant
d'une échelle à l'autre et s'entre-croisant entre elles
(*fig.* 33). Ce treillage est recouvert d'une couche de
paille, qui sert de lit au malade. Un aide, assis sur
le bord de la voiture, soutient le blessé et l'empêche
de tomber. Une corde passée par-dessus le corps
remplit le même office.

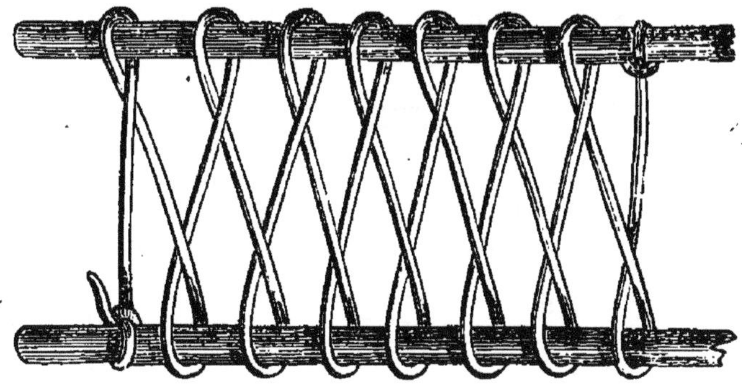

Fig. 33.

« On complique, mais en l'améliorant considérable-
ment, ce mode d'aménagement quand on réunit la
hampe supérieure de l'une des échelles avec la hampe
inférieure de l'autre au moyen d'un premier treillage
de cordes, puis la hampe inférieure de la première
échelle avec la hampe supérieure de la deuxième
au moyen d'un second treillage. De l'entre-croisement
des deux treillages, il résulte une dépression en
forme de berceau. Or, quand au moyen d'une longue
corde, on fixe tous les points d'entre-croisement, on
peut placer sur la gouttière en question une planche
longitudinale recouverte de paille et susceptible de
recevoir un ou deux matelas placés en long. »

d) Suspension du brancard. — On peut au moyen de cordes ou lanières de cuir, attachées aux quatre coins d'un brancard, le suspendre aux hampes de la voiture (*fig.* 34). Il faut que les cordes soient vigoureusement tendues. L'appareil reste toujours en équilibre, et jouit d'une certaine élasticité, que l'on peut augmenter en fixant les liens suspenseurs non plus à la charrette, mais à des planches ou à des perches, résistantes et élastiques, placées transversalement sur les hampes de la voiture.

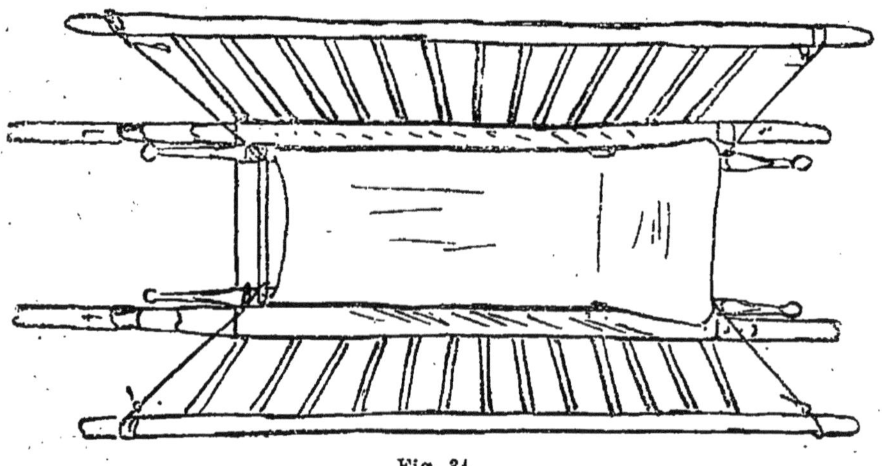

Fig. 34.

Chargement des blessés sur ces voitures.

Les petits blessés n'ont besoin que d'être soutenus pour gagner leurs places.

Pour le chargement des grands blessés, il faut considérer le cas où ils restent sur le brancard qui les a apportés, et celui où ils n'y restent pas.

1° *Le blessé demeure sur son brancard.* — Le chargement se fait comme le premier temps du chargement de la voiture d'ambulance, avec cette différence que, faute de chariot pour faire glisser le brancard sur le plancher, les servants de tête, lorsque les pieds antérieurs du brancard sont placés sur le plancher, doivent monter sur la voiture et saisir chacun une hampe du brancard. Le chef brancardier ne commande plus *Poussez*, mais *En avant*, et à ce commandement, les quatre brancardiers s'avancent lentement. Le chef brancardier les arrête, quand le brancard est à la place voulue, par le commandement *Halte*, etc.

Si la chose était nécessaire, le chef brancardier ferait monter sur la voiture les servants de pied.

2° *Le blessé ne reste pas sur le brancard.* — Le chargement se fait latéralement. On amène le blessé aussi près que possible de la place qu'il doit occuper.

Il faut que le blessé repose sur une couverture ou morceau d'étoffe à dimensions et à résistance suffisantes pour permettre de l'enlever dans cette enveloppe. Si la chose n'est pas faite déjà, on l'exécute en se conformant aux prescriptions du chargement du brancard.

Quatre brancardiers tenant chacun un coin de la couverture l'enlèveront jusqu'à hauteur du bord de la voiture. Cette manœuvre, qui est identique à celle du chargement de la litière, se fera aux mêmes commandements.

Deux hommes vigoureux placés sur la voiture prennent l'un les deux coins supérieurs, l'autre les deux coins inférieurs, et posent doucement le blessé à sa place.

4° Caissons du train.

On a employé à différentes reprises les caissons à transport du train pour enlever les blessés; mais ils y sont très-mal. Le caisson peut contenir dix hommes assis dans l'intérieur et trois sur le siége. Il est difficile de transporter dans les caissons les hommes blessés grièvement ([1]). Il ne peut y avoir plus de deux blessés couchés dans un caisson.

―――――――――

1. *Règlement sur la conduite des voitures*, art. 5.

PROGRESSION.

———

« Il semble que quinze ou vingt séances de deux
« heures, consacrées pendant les mois de l'hiver à l'en-
« seignement théorique, et quatre ou cinq exercices
« pratiques pendant la belle saison, suffiront pour
« parcourir ce programme. »

(Circ. minist. du 25 nov. 1879.)

La progression suivante permet de voir tout le
programme dans le laps de temps indiqué.

1re leçon. — Considérations générales. — Respiration artificielle. — Description du brancard.

2e leçon. — Montage et démontage du brancard. — Règles
pour son emploi. — Manœuvre du brancard.

3e et 4e leçon. — Position à donner suivant la blessure. —
Exercice pratique.

5e leçon. — Préhension du blessé. — Deux méthodes. —
Exercice pratique en variant le nombre des brancardiers.

6e leçon. — Révision.

7e leçon. — Des hémorrhagies. — Nécessité de les combattre. — Deux sortes d'hémorrhagies. — Moyens de
les reconnaître. — Moyens de les arrêter : froid, pansement, amadou, tamponnement, compression digitale
directe.

8e leçon. — Moyens de combattre les hémorrhagies (*suite*).
— Flexion exagérée. — Situation des principales artères. — Lieux d'élection pour la compression.

9ᵉ leçon. — Moyens de combattre les hémorrhagies (*suite*). — Compression digitale indirecte. — Garrot. — Tourniquet à baguettes. — Application de ces appareils.

10ᵉ leçon. — Révision.

11ᵉ leçon. — Signes, indications des fractures. — Appareils. — Leur composition essentielle.

12ᵉ leçon. — Application des appareils à chaque membre.

13ᵉ leçon. — Révision.

14ᵉ leçon — Brancards improvisés.

15ᵉ leçon. — Cacolets. — Litières. — Chargement des blessés.

16ᵉ leçon. — Voitures d'ambulance. Chargement des blessés.

17ᵉ leçon. — Adaptation de voitures de luxe et de tapissières pour le transport des blessés.

18ᵉ et 19ᵉ leçon. — Adaptation des voitures communes et de tapissières pour le transport des blessés.

20ᵉ leçon. — Révision.

TABLE DES MATIÈRES.

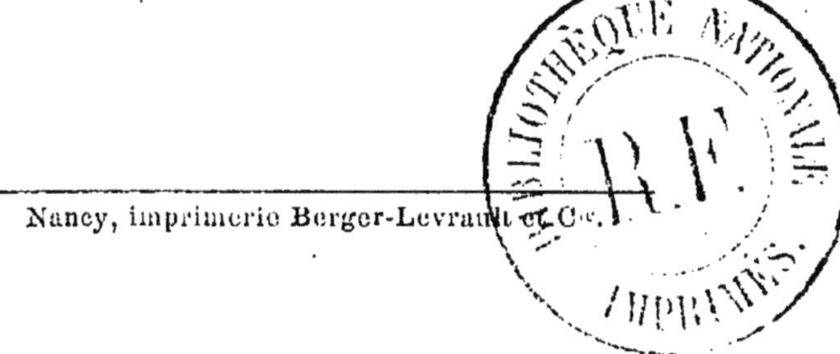

Nancy, imprimerie Berger-Levrault et Cie.

BERGER-LEVRAULT & Cie, LIBRAIRES-ÉDITEURS

L'année militaire, revue des faits relatifs aux armées française et étrangè-
res, publiée sous la direction de M. Amédée Le Faure, député de la
Creuse. 3e année 1879. Un volume in-12, broché . . . . **4 fr.**
   (Les deux premières années sont en vente au même prix.)

Manuel de chirurgie de guerre, par Heyfelder (O.) conseiller d'État, mé-
decin principal d'état-major en Russie. Traduit de l'allemand par le
Dr Rapp, médecin-major de 2e classe, 1875. Un vol. avec 42 figures gra-
vées sur bois. . . . . **6 fr.**

Manuel du sous-officier d'infanterie, à l'usage de l'armée active et de l'armée
territoriale, par un colonel d'infanterie. In-18, broché fort. **1 fr. 25 c.**

La loi militaire. Exposé succinct et pratique de la nouvelle organisation
militaire de la France, par A. Vexiau, capitaine au 82e régiment d'infanterie. Un vol. in-12, broché. . . . . **2 fr.**
    Recrutement de l'armée (en France et en Algérie). — Organisation de l'armée
    (armée active et armée territoriale). — Mobilisation. — Division de la France
    en régions et subdivisions militaires. — Obligations des réservistes de toutes
    catégories dans leurs foyers et sous les drapeaux. — Réquisitions militaires.

Les Réquisitions militaires. Commentaire de la loi du 3 juillet 1877 et du
décret réglementaire du 2 août 1877, par M. Henri Morgand, docteur en
droit, rédacteur au Ministère de l'Intérieur. 2e édition, 1880. Un vol.
in-12, broché. . . . . **6 fr.**
      Relié en percaline . . . . **7 fr. 50 c.**

L'état militaire des principales puissances étrangères au printemps de 1877,
par S. Rau, capit. d'état-major. Un vol. in-12 . . . . **3 fr.**
    (Une nouvelle édition paraîtra en mai 1880.)

Rapport sur l'armée allemande adressé à S. A. I. le grand-duc Nicolas, par
le colonel baron Kaulbars, de l'état-major russe, au retour de sa mission
militaire à Berlin (1875-1876), traduit du russe avec l'autorisation de l'au-
teur par G. Le Marchand, capitaine au 15e d'artillerie. Un vol. in-12 de
690 pages, broché. **6 fr.**

Un Voyage-manœuvre de cavalerie, par le colonel Verdy du Vernois ;
traduit de l'allemand par M. Peloux, capitaine d'état-major. In-12, avec
carte . . . . **2 fr. 50 c.**

Des Inspections générales. Notes d'un capitaine d'état-major. Un vol. in-8°
intercalé de feuilles blanches . . . . **1 fr. 50 c.**

Manuel élémentaire de topographie et de lecture des cartes, à l'usage des
officiers de réserve, de l'armée territoriale et des engagés conditionnels,
par Fr. Husson, lieutenant au 29e régiment territorial d'infanterie.
In-12, avec 44 figures, broché . . . . **2 fr.**

Manuel de fortification passagère, de campagne et du champ de bataille, à
l'usage des officiers de réserve, de l'armée territoriale et des engagés
conditionnels, par Fr. Husson. In-12, avec 60 figures, broché . . . **3 fr.**

Barème de la solde des officiers et de la troupe d'infanterie, par A. Ricard,
lieutenant. 1 vol. in-8°, 73 pages. . . . . **3 fr.**

Les Uniformes de l'armée allemande. Dix feuilles en chromo-lithographie,
représentant, avec les signes et couleurs distinctifs, un type de chaque
arme et de chaque régiment. (Album établi à l'usage des écoles régimen-
taires allemandes). In-4° cartonné. . . . . **5 fr.**

Le Règlement prussien du 15 novembre 1877 sur le tir de l'infanterie, traduit de l'allemand, avec 5 planches, 1878. . . . . **2 fr. 50 c.**

Nancy, Berger-Levrault et Cie.

9 782019 265663